Bucătăria Low-Carb 2023

Rețete delicioase pentru o alimentație sănătoasă și echilibrată

Zoe Vîlculescu

rezumat

Paste cremoase de spaghete 9
Măsline prăjite uimitoare 11
Taitei vegetarieni deliciosi 13
Muştar şi usturoi varză de Bruxelles 15
Sos de brânză uimitor 17
Gui-rabe sotate 19
Cartofi prajiti deliciosi cu napi 21
Garnitură irlandeză uimitoare 23
Dovlecel copt de două ori 25
Sos delicios 27
Pilaf De Ciuperci Şi Cânepă 29
Salată Asiatică 31
platou vegetarian mixt 33
Uimitoare mamaliga de conopida 35
Contur incredibil 38
Ciuperci speciale 42
Fasole verde şi vinaigretă gustoasă 44
Garnitură de vinete fierte 46
Sufleu de cheddar 48
Salată gustoasă de conopidă 50
orez extraordinar 52
Gustări cetogenice şi reţete de aperitive 54
  Ouă marinate delicioase 55
  Sos pentru cârnaţi şi brânză 57
  Sos Gustos De Ceapa Si Conopida 59
  Biscuiţi delicioşi pesto 61
  Brioşă cu dovleac 63
  Bombe delicioase 65
  Chipsuri speciale de tortilla 67
  Mingi Jalapeno uimitoare 69
  Briose cheeseburger 71
  Dip de pizza gustoasă 73
  Gustare uimitoare de brioşe keto 75
  Gustare uimitoare cu queso prăjit 77

Batoane de arțar și nuci de pecan 79
Gustare uimitoare cu semințe de chia 81
Tarte simple cu rosii 83
Salsa de avocado 86
Aperitiv special de șuncă și creveți 88
Biscuiți cu broccoli și cheddar 90
Corndogs gustoși 92
Nachos gustos cu ardei iute 94
Batoane cu unt de migdale 96
Gustare de dovlecel gustoasă 98
Chips de dovlecel 100
Hummus simplu 102
Bețișoare de țelină uimitoare 104
Gustare cu carne de vită uscată 106
Biluțe de spanac simple 108
Dip cu spanac usturoi 110
Aperitiv cu ciuperci 112
Grisoare simple 114
Chiftele italiene 116
Aripioare de parmezan 118
Batoane de brânză 120
Batoane de broccoli gustoase 122
Pancetta Delight 124
Cești de taco 126
Rulouri gustoase cu ouă de pui 128
Cartofi prăjiți cu brânză Halloumi 130
Chips Jalapeño 131
Cești delicioase de castraveți 133
Salata de caviar 135
Kebab marinate 137
Rulouri simple de dovlecel 139
Biscuiți verzi simpli 141
Terină de pesto și brânză 143
Salsa de avocado 145
Chipsuri de ouă gustoase 147
Chips Chili Lime 148

sos de anghinare 150
Rețete cetogenice de pește și fructe de mare 152
   Plăcintă specială cu pește 153
   Pește la cuptor gustos 157
   Tilapia uimitoare 159
   Pastrav uimitor si sos deosebit 161
   Sos de păstrăv și ghee minunat 163
   Somon fript 165
   Chiftele delicioase cu somon 167
   Somon Cu Sos de Capere 170
   Stridii simple la grătar 172
   Halibut copt 174
   Somon In Crusta 176
   Smântână de somon 178
   Somon la gratar 180
   Prajituri gustoase cu ton 182
   Cod. Foarte gustos 184
   Biban de mare gustos cu capere 186
   Cod cu rachetă 188
   Halibut Și Legume Prăjite 190
   Curry de pește gustos 192
   Creveți delicioși 194
   Barramundi prăjit 196
   Creveți de cocos 198
   Salată De Creveți și Fidea 200
   Mahi Mahi Prăjit și Salsa 202
   Creveți picante 204
   Pui italian delicios 206
   Caserolă de pui 208
   Ardei Umpluti Cu Pui 210
   Pui cremos 212
   Caserolă de pui diferită 214
   Supă cremoasă de pui 216

Paste cremoase de spaghete

Acesta este pur și simplu perfect pentru o mâncare de curcan!

Timp de preparare: 10 minute
Timp de gătire: 40 de minute
Porții: 4

Ingrediente:
- 1 dovleac spaghetti
- Sare si piper negru dupa gust
- 2 linguri de unt clarificat
- 1 lingurita condiment cajun
- Un praf de piper cayenne
- 2 căni de smântână

Indicatii:
1. Înțepați spaghetele cu o furculiță, puneți-le pe o foaie de copt tapetată, introduceți-le într-un cuptor la 350 de grade și coaceți timp de 15 minute.
2. Scoatem spaghetele de dovleac din cuptor, le lasam sa se raceasca putin si adunam taiteii de dovleac.
3. Se încălzește o tigaie cu ghee la foc mediu, se adaugă dovleceii spaghetti, se amestecă și se fierbe câteva minute.

4. Adăugați sare, piper, cayenne și condimente Cajun, amestecați și gătiți timp de 1 minut.
5. Adăugați smântâna groasă, amestecați, gătiți încă 10 minute, împărțiți în farfurii și serviți ca garnitură keto.

Bucurați-vă!

Nutriție: calorii 200, grăsimi 2, fibre 1, carbohidrați 5, proteine 8

Măsline prăjite uimitoare

Aceasta este o garnitură grozavă! Vei vedea!

Timp de preparare: 10 minute
Timp de preparare: 20 de minute
Porții: 6

Ingrediente:
- 1 cană de măsline negre, fără sâmburi
- 1 cană măsline kalamata, fără sâmburi
- 1 cana de masline verzi, umplute cu migdale si usturoi
- ¼ cană de ulei de măsline
- 10 catei de usturoi
- 1 lingura herbes de Provence
- 1 lingurita de coaja rasa de lamaie
- Piper negru după gust
- Niște cimbru tocat pentru a servi

Indicatii:
1. Puneți măslinele negre, kalamata și verzi pe o foaie de copt tapetată, un strop de ulei, usturoiul și ierburile de Provence, amestecați, puneți la cuptorul la 425 de grade și gătiți timp de 10 minute.

2. Se amestecă măslinele și se mai coace încă 10 minute.
3. Împărțiți măslinele în farfurii, stropiți cu coajă de lămâie, piper negru și cimbru, amestecați-le și serviți fierbinți.

Bucurați-vă!

Nutriție: calorii 200, grăsimi 20, fibre 4, carbohidrați 3, proteine 1

Taitei vegetarieni deliciosi

Acestea sunt delicioase și incredibil de colorate!

Timp de preparare: 10 minute
Timp de preparare: 20 de minute
Porții: 6

Ingrediente:
- 1 dovlecel, tăiat cu un spiralizator
- 1 dovleac de vară, tăiat în spirală
- 1 morcov, tăiat cu un spiralizator
- 1 cartof dulce, tăiat cu un spiralizator
- 4 uncii ceapă roșie, tocată
- 6 oz ardei gras galben, portocaliu și roșu, tăiați în fâșii subțiri
- Sare si piper negru dupa gust
- 4 linguri de grasime de bacon
- 3 catei de usturoi, tocati

Indicatii:
1. Întindeți tăițeii de dovlecel pe o foaie de copt tapetată.
2. Adăugați dovleceii, morcovul, cartofii dulci, ceapa și toți ardeii.

3. Adăugați sare, piper și usturoi și amestecați pentru a se acoperi.
4. Adăugați grăsimea de slănină, amestecați din nou toți tăițeii, introduceți la cuptor la 400°F și coaceți timp de 20 de minute.
5. Transferați în farfurii și serviți imediat ca garnitură keto.

Bucurați-vă!

Nutriție: calorii 50, grăsimi 1, fibre 1, carbohidrați 6, proteine 2

Muștar și usturoi varză de Bruxelles

Cunoaștem o mulțime de părți grozave de varză de Bruxelles keto, dar aceasta este una dintre preferatele noastre!

Timp de preparare: 10 minute
Timp de gătire: 40 de minute
Porții: 4

Ingrediente:

- 1 kilogram de varză de Bruxelles, decojită și tăiată la jumătate
- Sare si piper negru dupa gust
- 1 lingură aminoacizi de cocos
- 1 lingură muștar de Dijon
- 1 lingura catei de usturoi, tocati
- 1 lingura de unt clarificat
- 1 catel de usturoi, catei curatati si separati
- 1 lingura de seminte de chimen

Indicatii:

1. Asezati varza de Bruxelles pe o tava tapetata.

2. Adăugați usturoiul tocat, usturoiul întreg, ghee, muștarul, sare, piper, aminoacizii de cocos și semințele de chimen.
3. Se amestecă bine pentru a se acoperi, se pune într-un cuptor la 400°F și se coace timp de 40 de minute.
4. Transferați în farfurii și serviți ca garnitură la friptură. Bucurați-vă!

Nutriție: calorii 70, grăsimi 4, fibre 2, carbohidrați 4, proteine 2,4

Sos de brânză uimitor

Se potrivește perfect cu preparatele din carne și pește!

Timp de preparare: 10 minute
Timp de gătire: 12 minute
Porții: 8

Ingrediente:
- 2 linguri de unt clarificat
- ¼ cană cremă de brânză, moale
- ¼ cană smântână pentru frișcă
- ¼ cană brânză cheddar, rasă
- 2 linguri de apa
- Putina sare
- ¼ lingurita de piper cayenne
- ½ lingurita boia dulce
- ½ lingurita praf de ceapa
- ½ linguriță de usturoi pudră
- 4 linguri de patrunjel tocat

Indicatii:
1. Încinge o tigaie cu ghee la foc mediu.
2. Adaugam frisca si amestecam bine.

3. Se adauga crema de branza, se amesteca si se aduce la fierbere.
4. Luați de pe foc, adăugați brânza cheddar, amestecați, reveniți la foc mediu și gătiți timp de 3 până la 4 minute.
5. Se adauga apa, un praf de sare, ardeiul cayenne, praful de ceapa si usturoiul, boia de ardei si patrunjelul, se amesteca bine, se ia de pe foc si se serveste peste preparate din carne sau peste.

Bucurați-vă!

Nutriție: calorii 200, grăsimi 13, fibre 0, carbohidrați 1, proteine 6

Gui-rabe sotate

Ați auzit vreodată de o garnitură keto atât de gustoasă? Fii atent și învață cum să prepari acest fel de mâncare simplu!

Timp de preparare: 10 minute
Timp de preparare: 10 minute
Porții: 4

Ingrediente:
- 2 guli-rabe, decojiti si taiati felii subtiri
- Sare si piper negru dupa gust
- 1 lingura patrunjel tocat
- 1 lingura de unt clarificat
- 2 catei de usturoi, tocati

Indicatii:
1. Puneti apa intr-o cratita si aduceti la fiert la foc mediu.
2. Adăugați feliile de guli-rabe, gătiți timp de 5 minute, scurgeți și transferați într-un bol.
3. Încinge o tigaie cu ghee la foc mediu.
4. Adăugați usturoiul, amestecați și gătiți timp de 1 minut.
5. Adăugați feliile de guli-rabe, sare, piper și gătiți până se rumenesc pe ambele părți.

6. Se adaugă pătrunjelul, se amestecă, se transferă pe farfurii şi se serveşte fierbinte.

Bucuraţi-vă!

Nutriţie: calorii 87, grăsimi 2,4, fibre 3, carbohidraţi 5, proteine 4

Cartofi prajiti deliciosi cu napi

Puteți face aceste chipsuri foarte repede și au un gust uimitor!

Timp de preparare: 10 minute
Timp de gătire: 25 minute
Porții: 4

Ingrediente:
- 2 kg de napi, curățați și tăiați în bețișoare
- Sarat la gust
- ¼ cană de ulei de măsline

Pentru amestecul de condimente:
- 2 linguri de pudră de chili
- 1 lingurita praf de usturoi
- ½ linguriță de oregano uscat
- 1 linguriță și jumătate de praf de ceapă
- 1 1/2 linguri chimen, macinat

Indicatii:
1. Într-un castron, amestecați praful de chili cu ceapa și usturoiul, chimenul și oregano și amestecați bine.
2. Adăugați bețișoarele de păstârnac, frecați-le bine și întindeți-le pe o tavă de copt tapetată.

3. Se condimentează cu sare, un strop de ulei, se amestecă bine pentru a se acoperi și se coace la 350 de grade timp de 25 de minute.
4. Lăsați chipsurile de păstârnac să se răcească puțin înainte de a le servi ca garnitură keto.

Bucurați-vă!

Nutriție: calorii 140, grăsimi 2, fibre 1, carbohidrați 1, proteine 6

Garnitură irlandeză uimitoare

Este atât de cool și de cool!

Timp de preparare: 10 minute
Timp de preparare: 15 minute
Porții: 6

Ingrediente:
- 1 cană de frunze de spanac
- 3 căni de buchețe de conopidă
- ¼ cană smântână
- 4 linguri de unt clarificat
- Sare si piper negru dupa gust
- ½ cană smântână
- 1 avocado, fără sâmburi și curățat de coajă

Indicatii:
1. Într-un castron termorezistent, amestecați spanacul cu buchețelele de conopidă, cuptorul cu microunde și gătiți timp de 15 minute.
2. Se zdrobește avocado cu o furculiță și se adaugă la amestecul de spanac.

3. De asemenea, adăugați sare, piper, smântână, ghee și smântână și amestecați folosind un blender de imersie.
4. Transferați în farfurii și serviți cu friptură.

Bucurați-vă!

Nutriție: calorii 190, grăsimi 16, fibre 7, carbohidrați 3, proteine 5

Dovlecel copt de două ori

Serviți-l cu o farfurie de miel și bucurați-vă de mâncare!

Timp de preparare: 10 minute
Timp de preparare: 30 minute
Porții: 4

Ingrediente:

- 2 dovlecei, tăiați în jumătate și fiecare jumătate în jumătate pe lungime
- ¼ cană ceapă galbenă, tocată
- ½ cană brânză cheddar, mărunțită
- 4 fasii de bacon, fierte si maruntite
- ¼ cană smântână
- 2 uncii cremă de brânză, moale
- 1 lingura de ardei jalapeño, tocat
- Sare si piper negru dupa gust
- 2 linguri de unt clarificat

Indicatii:

1. Alegeți dovleceii înăuntru, puneți pulpa într-un castron și aranjați paharele de dovlecei într-o tavă de copt.

2. Adăugați ceapa, brânză cheddar, crumble de bacon, jalapeño, sare, piper, smântână, cremă de brânză și ghee în bol.
3. Se amestecă foarte bine, se umple sferturile de dovlecel cu acest amestec, se dau la cuptor la 350°F și se coace timp de 30 de minute.
4. Împărțiți dovleceii în farfurii și serviți cu cotlete de miel în lateral.

Bucurați-vă!

Nutriție: calorii 260, grăsimi 22, fibre 4, carbohidrați 3, proteine 10

Sos delicios

Această baie cetogenă este în afara lumii!

Timp de preparare: 10 minute
Timp de preparare: 10 minute
Porții: 4

Ingrediente:

- 4 uncii cârnați, tocați
- Sare si piper negru dupa gust
- 1 cană de smântână
- 2 linguri de unt clarificat
- ½ linguriță gumă guar

Indicatii:

1. Se încălzește o tigaie la foc mediu, se adaugă bucățile de cârnați, se amestecă, se fierbe timp de 4 minute și se transferă pe o farfurie.
2. Punem tigaia la foc mediu, adaugam ghee-ul si topim.
3. Se adauga smantana, sarea, piperul si guma guar, se amesteca si se fierbe pana incepe sa se ingroase.
4. Întoarceți cârnații în tigaie, amestecați bine, luați de pe foc și turnați peste o friptură keto gustoasă.

Bucurați-vă!

Nutriție: calorii 345, grăsimi 34, fibre 0, carbohidrați 2, proteine 4

Pilaf De Ciuperci Și Cânepă

Este o garnitura foarte interesanta si delicioasa!

Timp de preparare: 10 minute
Timp de preparare: 20 de minute
Porții: 4

Ingrediente:
- 2 linguri de unt clarificat
- ¼ cană migdale, feliate
- 3 ciuperci, tocate grosier
- 1 cană de semințe de cânepă
- Sare si piper negru dupa gust
- ½ linguriță de usturoi pudră
- ½ cană supă de pui
- ¼ lingurita patrunjel uscat

Indicatii:
1. Se încălzește o tigaie cu ghee la foc mediu, se adaugă migdalele și ciupercile, se amestecă și se fierbe timp de 4 minute.
2. Adăugați semințele de cânepă și amestecați.

3. Se adaugă sare, piper, pătrunjel, praf de usturoi și bulion, se amestecă, se reduce focul, se acoperă tigaia și se fierbe până când se absoarbe.
4. Împărțiți în farfurii și serviți ca garnitură.

Bucurați-vă!

Nutriție: calorii 324, grăsimi 24, fibre 15, carbohidrați 2, proteine 15

Salată Asiatică

Are un gust delicios și uimitor! Merge perfect cu niște creveți keto!

Timp de preparare: 30 minute
Timp de preparare: 10 minute
Porții: 4

Ingrediente:
- 1 castravete mare, feliat subțire
- 1 ceapa primavara, tocata
- 2 linguri de ulei de cocos
- 1 pachet de taitei asiatici
- 1 lingura de otet balsamic
- 1 lingura ulei de susan
- ¼ de linguriță fulgi de ardei roșu
- Sare si piper negru dupa gust
- 1 lingurita de seminte de susan

Indicatii:
1. Gătiți spaghetele conform instrucțiunilor de pe ambalaj, scurgeți și clătiți bine.

2. Încinge o tigaie cu ulei de cocos la foc mediu-mare, adaugă tăițeii, acoperă tigaia și prăjește-i timp de 5 minute până devin suficient de crocante.
3. Transferați-le pe prosoape de hârtie și scurgeți grăsimea.
4. Într-un castron, amestecați feliile de castraveți cu ceapa primăvară, fulgii de piper, oțetul, uleiul de susan, semințele de susan, sare, piper și tăițeii.
5. Se amestecă bine, se ține la frigider 30 de minute și se servește ca garnitură pentru creveții la grătar.

Bucurați-vă!

Nutriție: calorii 400, grăsimi 34, fibre 2, carbohidrați 4, proteine 2

platou vegetarian mixt

Serviți cu o friptură keto gustoasă!

Timp de preparare: 10 minute
Timp de preparare: 10 minute
Porții: 4

Ingrediente:

- 14 oz ciuperci, feliate
- 3 uncii de buchețe de broccoli
- 3,5 oz de mazăre cu zahăr
- 6 linguri de ulei de măsline
- Sare si piper negru dupa gust
- 3 uncii de ardei gras tăiat în fâșii
- 3 uncii de spanac, mărunțit
- 2 linguri de usturoi, tocat
- 2 linguri seminte de dovleac
- Un praf de fulgi de chili

Indicatii:

1. Se incinge o tigaie cu ulei la foc mediu-mare, se adauga usturoiul, se amesteca si se fierbe 1 minut.
2. Adăugați ciupercile, amestecați și gătiți încă 3 minute.

3. Adăugați broccoli și amestecați totul.
4. Adăugați mazărea și ardeiul și amestecați din nou.
5. Adăugați sare, piper, semințele de dovleac și fulgii de piper, amestecați și gătiți câteva minute.
6. Adăugați spanacul, amestecați ușor, gătiți câteva minute, împărțiți-le în farfurii și serviți ca garnitură.

Bucurați-vă!

Nutriție: calorii 247, grăsimi 23, fibre 4, carbohidrați 3, proteine 7

Uimitoare mamaliga de conopida

Acest lucru ar trebui să fie foarte interesant! Să învăţăm cum să o pregătim!

Timp de preparare: 10 minute
Timp de gătire: 1 oră
Porţii: 2

Ingrediente:
- 1 cap de conopida, florile separate si tocate
- ¼ cană alune de pădure
- 1 lingura ulei de masline + 2 lingurite ulei de masline extravirgin
- 1 ceapa galbena mica, tocata
- 3 cani de ciuperci shiitake, tocate
- 4 catei de usturoi
- 3 linguri drojdie nutritiva
- ½ cană de apă
- Pătrunjel tocat pentru a servi

Indicatii:

1. Întindeți alunele pe o foaie de copt tapetată, introduceți-le la cuptor la 350°F și coaceți timp de 10 minute.
2. Scoateți alunele din cuptor, lăsați-le să se răcească, tocați și lăsați deoparte deocamdată.
3. Întindeți buchețelele de conopidă pe tava de copt, stropiți 1 linguriță de ulei, puneți la cuptorul la 400°F și coaceți timp de 30 de minute.
4. Într-un castron, amestecați uleiul cu 1/2 linguriță de ulei și amestecați pentru a se acoperi.
5. Puneți căței de usturoi pe folie, stropiți ½ linguriță de ulei și înveliți.
6. Intindeti ceapa langa conopida, adaugati si usturoiul invelit in tava, puneti totul la cuptor si coaceti 20 de minute.
7. Se incinge o tigaie cu restul de ulei la foc mediu-mare, se adauga ciupercile, se amesteca si se fierbe 8 minute.
8. Scoateți conopida din cuptor și transferați-o în robotul de bucătărie.
9. Desfaceți usturoiul, curățați-l de coajă și adăugați-l în robotul de bucătărie.
10. Adăugați ceapa, praful de copt, sare și piper și amestecați totul bine.
11. Se imparte mamaliga in farfurii, se orneaza cu ciuperci, alune si patrunjel si se serveste ca garnitura.

Bucurați-vă!

Nutriție: calorii 342, grăsimi 21, fibre 12, carbohidrați 3, proteine 14

Contur incredibil

Acest lucru vă va surprinde total!

Timp de preparare: 10 minute
Timp de gătit: 4 ore și 20 de minute
Porții: 8

Ingrediente:
- 2 căni de făină de migdale
- 2 linguri de pudră de proteine din zer
- ¼ cană făină de cocos
- ½ linguriță de usturoi pudră
- 2 lingurite de praf de copt
- 1 1/4 cani de branza cheddar, tocata
- 2 oua
- ¼ cană unt clarificat topit
- ¾ cană de apă

Pentru umplutura:
- ½ cană ceapă galbenă, tocată
- 2 linguri de unt clarificat
- 1 ardei rosu, tocat
- 1 ardei jalapeño, tocat

- Sare si piper negru dupa gust
- 12 oz cârnați, tocat
- 2 oua
- ¾ cană supă de pui
- ¼ cană smântână pentru frișcă

Indicatii:
1. Într-un castron, amestecați făina de cocos cu proteina din zer, făina de migdale, praful de usturoi, praful de copt și 1 cană de brânză cheddar și amestecați totul.
2. Adăugați apa, 2 ouă și 1/4 cană ghee și amestecați bine.
3. Transferați pe o foaie de copt unsă, stropiți cu restul de brânză cheddar, introduceți la cuptor la 325 de grade F și coaceți timp de 30 de minute.
4. Lasam painea la racit 15 minute si o taiem cubulete.
5. Întindeți cuburile de pâine pe o foaie de copt căptușită, introduceți-le la cuptor la 200°F și coaceți timp de 3 ore.
6. Scoateți cuburile de pâine din cuptor și lăsați deoparte deocamdată.
7. Se încălzește o tigaie cu 2 linguri de ghee la foc mediu, se adaugă ceapa, se amestecă și se fierbe timp de 4 minute.
8. Adăugați jalapeno și ardeiul gras roșu, amestecați și gătiți timp de 5 minute.
9. Se sare si se pipereaza, se amesteca si se transfera totul intr-un bol.
10. Se încălzește aceeași tigaie la foc mediu, se adaugă cârnații, se amestecă și se fierbe timp de 10 minute.
11. Transferați în bolul cu legumele, adăugați și bulionul, pâinea și amestecați totul.

12. Într-un castron separat, bateți 2 ouă cu puțină sare, piper și frișcă.
13. Se adaugă la amestecul de cârnați și pâine, se amestecă, se transferă pe o foaie de copt unsă, se pune într-un cuptor la 325 de grade F și se coace timp de 30 de minute.
14. Se servește fierbinte ca garnitură.

Bucurați-vă!

Nutriție: calorii 340, grăsimi 4, fibre 6, carbohidrați 3,4, proteine 7

Ciuperci speciale

Este atât de delicios! Trebuie sa incerci sa vezi!

Timp de preparare: 10 minute
Timp de preparare: 30 minute
Porții: 4

Ingrediente:
- 4 linguri de unt clarificat
- 16 oz ciuperci pentru copii
- Sare si piper negru dupa gust
- 3 linguri ceapa, uscata
- 3 linguri patrunjel fulgi
- 1 lingurita praf de usturoi

Indicatii:
1. Intr-un bol amestecam fulgii de patrunjel cu ceapa, sarea, piperul si usturoiul praf si amestecam.
2. Într-un alt castron, amestecați ciupercile cu ghee-ul topit și amestecați pentru a se acoperi.
3. Se adaugă amestecul de condimente, se amestecă bine, se întinde pe o tavă de copt tapetată, se pune la cuptorul la 300°F și se coace timp de 30 de minute.

4. Serviți ca garnitură la o friptură keto gustoasă. Bucurați-vă!

Nutriție: calorii 152, grăsimi 12, fibre 5, carbohidrați 6, proteine 4

Fasole verde și vinaigretă gustoasă

Veți găsi această garnitură keto destul de grozavă!

Timp de preparare: 10 minute
Timp de gătire: 12 minute
Porțiune: 8

Ingrediente:

- 2 uncii chorizo, tocat
- 1 catel de usturoi tocat
- 1 lingurita de suc de lamaie
- 2 lingurite de boia afumata
- ½ cană oțet de cocos
- 4 linguri de ulei de nuci de macadamia
- ¼ lingurita coriandru, macinat
- Sare si piper negru dupa gust
- 2 linguri de ulei de cocos
- 2 linguri supa de vita
- 2 kilograme de fasole verde

Indicatii:

1. Într-un blender, amestecați chorizo cu sarea, piperul, oțetul, usturoiul, zeama de lămâie, boia de ardei și coriandru și amestecați bine.
2. Adăugați bulionul și uleiul de nucă de macadamia și amestecați din nou.
3. Încinge o tigaie cu ulei de cocos la foc mediu, adaugă fasolea verde și chorizo aruncă, amestecă și gătește timp de 10 minute.
4. Împărțiți în farfurii și serviți.

Bucurați-vă!

Nutriție: calorii 160, grăsimi 12, fibre 4, carbohidrați 6, proteine 4

Garnitură de vinete fierte

Încercați această garnitură vietnameză keto!

Timp de preparare: 10 minute
Timp de preparare: 15 minute
Porții: 4

Ingrediente:
- 1 vinete asiatice mari, tăiate în bucăți medii
- 1 ceapă galbenă, feliată subțire
- 2 linguri de ulei vegetal
- 2 lingurite de usturoi, tocat
- ½ cană de sos vietnamez
- ½ cană de apă
- 2 lingurite de pasta de chili
- ¼ cană lapte de cocos
- 4 cepe verde, tocate

Pentru sosul vietnamez:
- 1 lingurita zahar de palmier
- ½ cană supă de pui
- 2 linguri de sos de peste

Indicatii:
1. Se pune bulionul într-o tigaie şi se încălzeşte la foc mediu.
2. Adăugaţi zahărul şi sosul de peşte, amestecaţi bine şi lăsaţi deoparte deocamdată.
3. Se încălzeşte o tigaie la foc mediu-mare, se adaugă bucăţile de vinete, se călesc timp de 2 minute şi se transferă pe o farfurie.
4. Se încălzeşte din nou tigaia cu ulei la foc mediu-mare, se adaugă ceapa galbenă şi usturoiul, se amestecă şi se fierbe timp de 2 minute.
5. Reveniţi bucăţile de vinete şi gătiţi timp de 2 minute.
6. Adăugaţi apa, sosul vietnamez pregătit anterior, pasta de chili şi laptele de cocos, amestecaţi şi gătiţi timp de 5 minute.
7. Adăugaţi ceapa verde, amestecaţi, gătiţi încă 1 minut, transferaţi în farfurii şi serviţi ca garnitură.

Bucuraţi-vă!

Nutriţie: calorii 142, grăsimi 7, fibre 4, carbohidraţi 5, proteine 3

Sufleu de cheddar

Dacă urmați o dietă ketogenă, atunci chiar trebuie să încercați această garnitură! Serviți cu o friptură în lateral!

Timp de preparare: 10 minute
Timp de gătire: 25 minute
Porții: 8

Ingrediente:

- ¾ cană smântână
- 2 căni de brânză cheddar, mărunțită
- 6 ouă
- Sare si piper negru dupa gust
- ¼ lingurita crema de tartru
- Un praf de piper cayenne
- ½ lingurita guma xantan
- 1 linguriță pudră de muștar
- ¼ cană de arpagic tocat
- ½ cană de făină de migdale
- Spray de gatit

Indicatii:

1. Într-un castron, amestecați făina de migdale cu sarea, piperul, muștarul, guma xantan și piperul cayenne și amestecați bine.
2. Adaugam branza, smantana, arpagicul, ouale si crema de tartru si amestecam din nou bine.
3. Acoperiți 8 ramekine cu spray de gătit, turnați amestecul de cheddar și arpagic, puneți la cuptorul la 350 de grade F și coaceți timp de 25 de minute.
4. Servește-ți suflele cu o friptură keto gustoasă.

Bucurați-vă!

Nutriție: calorii 288, grăsimi 23, fibre 1, carbohidrați 3,3, proteine 14

Salată gustoasă de conopidă

Acest lucru este mult mai bine decât v-ați putea imagina vreodată!

Timp de preparare: 10 minute
Timp de preparare: 5 minute
Porții: 10

Ingrediente:
- 21 oz conopidă, flori separate
- Sare si piper negru dupa gust
- 1 cana ceapa rosie, tocata
- 1 cana telina, tocata
- 2 linguri otet de cidru
- 1 lingurita de splenda
- 4 oua fierte tari, curatate de coaja si tocate
- 1 cană de maioneză
- 1 lingura de apa

Indicatii:
1. Puneți buchețelele de conopidă într-un vas termorezistent, adăugați apa, acoperiți și puneți la microunde timp de 5 minute.

2. Se lasa deoparte inca 5 minute si se transfera intr-un bol de salata.
3. Adăugați țelina, ouăle și ceapa și amestecați ușor.
4. Într-un bol, amestecați maioneza cu sarea, piperul, splenda și oțetul și amestecați bine.
5. Adăugați-l în salată, amestecați pentru a se îmbrăca bine și serviți imediat cu o salată.

Bucurați-vă!

Nutriție: calorii 211, grăsimi 20, fibre 2, carbohidrați 3, proteine 4

orez extraordinar

Nu vă faceți griji! Nu este făcut cu orez adevărat!

Timp de preparare: 10 minute
Timp de preparare: 30 minute
Porții: 4

Ingrediente:

- 1 cap de conopida, florile separate
- Sare si piper negru dupa gust
- 10 oz de lapte de cocos
- ½ cană de apă
- 2 felii de ghimbir
- 2 linguri nuca de cocos rasa, prajita

Indicatii:

1. Puneți conopida în robotul de bucătărie și amestecați.
2. Transferați orezul cu conopidă pe un prosop de bucătărie, apăsați strâns și lăsați deoparte.
3. Încinge o oală cu laptele de cocos la foc mediu.
4. Adăugați apa și ghimbirul, amestecați și aduceți la fierbere.

5. Adăugați conopida, amestecați și gătiți timp de 30 de minute.
6. Desfaceți ghimbirul, adăugați sare, piper și stropi de nucă de cocos, amestecați ușor, împărțiți-le în farfurii și serviți ca garnitură la o farfurie de pasăre.

Bucurați-vă!

Nutriție: calorii 108, grăsimi 3, fibre 6, carbohidrați 5, proteine 9

Gustări cetogenice și rețete de aperitive

Ouă marinate delicioase

Este un fapt! Acestea sunt delicioase!

Timp de pregatire: 2 ore si 10 minute
Timp de preparare: 7 minute
Porții: 4

Ingrediente:

- 6 ouă
- 1 și ¼ cană de apă
- ¼ cană oțet de orez neîndulcit
- 2 linguri de aminoacizi de cocos
- Sare si piper negru dupa gust
- 2 catei de usturoi, tocati
- 1 lingurita de stevia
- 4 oz cremă de brânză
- 1 lingura arpagic tocat

Indicatii:

1. Se pun ouăle într-o cratiță, se adaugă apa pentru a acoperi, se aduce la fierbere la foc mediu, se acoperă și se fierbe timp de 7 minute.
2. Clătiți ouăle cu apă rece și lăsați-le să se răcească.

3. Într-un castron, amestecați 1 cană de apă cu aminoacizii de cocos, oțetul, stevia și usturoiul și amestecați bine.
4. Se pun ouăle în acest amestec, se acoperă cu o cârpă și se lasă deoparte 2 ore, întorcându-le din când în când.
5. Curățați ouăle, tăiați-le în jumătate și puneți gălbenușurile într-un bol.
6. Adăugați ¼ de cană de apă, cremă de brânză, sare, piper și arpagic și amestecați bine.
7. Umplem albusurile cu acest amestec si servim.

Bucurați-vă!

Nutriție: calorii 210, grăsimi 3, fibre 1, carbohidrați 3, proteine 12

Sos pentru cârnați și brânză

Aceasta este o idee grozavă de aperitiv sau gustare!

Timp de preparare: 10 minute
Timp de gătit: 2 ore si 10 minute
Porții: 28

Ingrediente:

- 8 oz cremă de brânză
- Un praf de sare si piper negru
- 16 oz de smântână
- 8 uncii de brânză pepper jack, mărunțită
- 15 oz de roșii conservate amestecate cu habaneros
- 1 kilogram de cârnați italian, măcinat
- ¼ cană ceapă verde, tocată

Indicatii:

1. Se încălzește o tigaie la foc mediu, se adaugă cârnații, se amestecă și se fierbe până se rumenesc.
2. Adăugați roșiile amestecate, amestecați și gătiți încă 4 minute.
3. Adăugați un praf de sare, piper și ceapa verde, amestecați și gătiți timp de 4 minute.

4. Răspândiți brânza chili în fundul aragazului lent.
5. Adăugați crema de brânză, amestecul de cârnați și smântâna, acoperiți și fierbeți la foc mare timp de 2 ore.
6. Descoperiți aragazul lent, amestecați, transferați într-un castron și serviți.

Bucurați-vă!

Nutriție: calorii 144, grăsimi 12, fibre 1, carbohidrați 3, proteine 6

Sos Gustos De Ceapa Si Conopida

Este o combinație cu adevărat uimitoare! Incearca-l!

Timp de pregatire: 2 ore si 10 minute
Timp de preparare: 30 minute
Porții: 24

Ingrediente:
- 1 1/2 cani supa de pui
- 1 cap de conopida, florile separate
- ¼ cană de maioneză
- ½ cană ceapă galbenă, tocată
- ¾ cană cremă de brânză
- ½ linguriță de pudră de chili
- ½ linguriță de chimion, măcinat
- ½ linguriță de usturoi pudră
- Sare si piper negru dupa gust

Indicatii:
1. Punem bulionul intr-o cratita, adaugam conopida si ceapa, calim la foc mediu si fierbem 30 de minute.
2. Adăugați praful de chilli, sare, piper, chimen și praf de usturoi și amestecați.

3. Se adauga si crema de branza si se amesteca putin pana se topeste.
4. Se amestecă folosind un blender de imersie și se amestecă cu maioneza.
5. Transferați într-un bol și păstrați la frigider timp de 2 ore înainte de servire.

Bucurați-vă!

Nutriție: calorii 60, grăsimi 4, fibre 1, carbohidrați 1, proteine 1

Biscuiți delicioși pesto

Este una dintre cele mai gustoase gustări keto de până acum!

Timp de preparare: 10 minute
Timp de gătire: 17 minute
Porții: 6

Ingrediente:

- ½ lingurita de praf de copt
- Sare si piper negru dupa gust
- 1 și ¼ cană făină de migdale
- ¼ linguriță busuioc uscat
- 1 catel de usturoi tocat
- 2 linguri de pesto de busuioc
- Un praf de piper cayenne
- 3 linguri de unt clarificat

Indicatii:

1. Intr-un bol amestecam sare, piper, praful de copt si faina de migdale.
2. Adăugați usturoiul, ardeiul cayenne și busuiocul și amestecați.
3. Adăugați pesto și amestecați.

4. Adăugați și ghee și amestecați aluatul cu degetul.
5. Întindeți acest aluat pe o foaie de copt tapetată, introduceți-l în cuptor la 325 de grade F și coaceți timp de 17 minute.
6. Lasati sa se raceasca, taiati biscuitii si serviti-i ca gustare.

Bucurați-vă!

Nutriție: calorii 200, grăsimi 20, fibre 1, carbohidrați 4, proteine 7

Brioșă cu dovleac

Poți chiar să bei această gustare la birou!

Timp de preparare: 10 minute
Timp de preparare: 15 minute
Porții: 18

Ingrediente:

- ¼ cană unt din semințe de floarea soarelui
- ¾ cană piure de dovleac
- 2 linguri de faina de in
- ¼ cană făină de cocos
- ½ cană de eritritol
- ½ lingurita nucsoara, macinata
- 1 lingurita scortisoara, macinata
- ½ lingurita de bicarbonat de sodiu
- 1 ou
- ½ lingurita de praf de copt
- Putina sare

Indicatii:

1. Intr-un castron se amesteca untul cu piureul de dovleac si oul si se bate bine.

2. Adaugati faina de in, faina de cocos, eritritol, bicarbonat de sodiu, praful de copt, nucsoara, scortisoara si un praf de sare si amestecati bine.
3. Se toarnă într-o tavă de brioşe unsă cu unt, se da la cuptor la 350 de grade F şi se coace timp de 15 minute.
4. Lăsați brioşele să se răcească şi serviți-le ca gustare.

Bucurați-vă!

Nutriție: calorii 50, grăsimi 3, fibre 1, carbohidrați 2, proteine 2

Bombe delicioase

Această gustare este ușor de făcut! Incearca-l!

Timp de preparare: 10 minute
Timp de preparare: 0 minute
Porții: 6

Ingrediente:
- 8 masline negre, fara samburi si tocate
- Sare si piper negru dupa gust
- 2 linguri pesto de roșii uscate la soare
- 14 felii de pepperoni, tocate
- 4 oz cremă de brânză
- 1 lingura busuioc, tocat

Indicatii:
1. Într-un castron, amestecați crema de brânză cu sarea, piperul, ardeiul gras, busuioc, pesto de roșii uscate și măslinele negre și amestecați bine.
2. Din acest amestec se formează bile, se aranjează pe un platou de servire și se servesc.

Bucurați-vă!

Nutriție: calorii 110, grăsimi 10, fibre 0, carbohidrați 1,4, proteine 3

Chipsuri speciale de tortilla

Este o rețetă grozavă de gustare keto!

Timp de preparare: 10 minute
Timp de preparare: 14 minute
Porții: 6

Ingrediente:
Pentru tortilla:
- 2 lingurite de ulei de masline
- 1 cană de făină de semințe de in
- 2 linguri praf de coaja de psyllium
- ¼ lingurita de guma xantan
- 1 cană de apă
- ½ linguriță pudră de curry
- 3 lingurițe de făină de cocos

Pentru cartofi prajiti:
- 6 tortilla cu seminte de in
- Sare si piper negru dupa gust
- 3 linguri de ulei vegetal
- Sos proaspăt de servit
- Smântână de servit

Indicatii:
1. Intr-un castron amestecam faina de in cu pudra de psyllium, uleiul de masline, guma xantan, apa si pudra de curry si amestecam pana obtinem un aluat elastic.
2. Întindeți făina de cocos pe o suprafață de lucru.
3. Împărțiți aluatul în 6 bucăți, puneți fiecare bucată pe suprafața de lucru și rulați în cerc și tăiați fiecare în 6 bucăți.
4. Se încălzește o tigaie cu ulei vegetal la foc mediu-mare, se adaugă chipsurile tortilla, se fierbe 2 minute pe fiecare parte și se transferă pe prosoape de hârtie.
5. Puneți chipsurile tortilla într-un castron, asezonați cu sare și piper și serviți cu niște salsa proaspătă și smântână pe lângă.

Bucurați-vă!

Nutriție: calorii 30, grăsimi 3, fibre 1,2, carbohidrați 0,5, proteine 1

Mingi Jalapeno uimitoare

Sunt ușor de făcut, dar sunt atât de aromate și delicioase!

Timp de preparare: 10 minute
Timp de preparare: 10 minute
Porții: 3

Ingrediente:

- 3 felii de bacon
- 3 uncii de cremă de brânză
- ¼ lingurita praf de ceapa
- Sare si piper negru dupa gust
- 1 ardei jalapeño, tocat
- ½ lingurita patrunjel uscat
- ¼ linguriță de usturoi pudră

Indicatii:

1. Se încălzește o tigaie la foc mediu-mare, se adaugă slănină, se gătește până devine crocantă, se transferă pe prosoape de hârtie, se scurge de grăsime și se sfărâmă.
2. Rezervați grăsimea de slănină din tigaie.

3. Într-un bol, amestecați crema de brânză cu ardeiul jalapeno, ceapa și praful de usturoi, pătrunjelul, sare și piper și amestecați bine.
4. Adaugati grasimea de bacon si baconul maruntit, amestecati usor, formati bilute din acest amestec si serviti.

Bucurați-vă!

Nutriție: calorii 200, grăsimi 18, fibre 1, carbohidrați 2, proteine 5

Briose cheeseburger

Acesta este un aperitiv keto grozav pentru o noapte de sport!

Timp de preparare: 10 minute
Timp de preparare: 30 minute
Porții: 9

Ingrediente:
- ½ cană făină din semințe de in
- ½ cană de făină de migdale
- Sare si piper negru dupa gust
- 2 oua
- 1 lingurita praf de copt
- ¼ cani de smantana

Pentru umplutura:
- ½ lingurita praf de ceapa
- 16 oz carne de vită, măcinată
- Sare si piper negru dupa gust
- 2 linguri de pasta de tomate
- ½ linguriță de usturoi pudră
- ½ cană brânză cheddar, rasă
- 2 linguri de muștar

Indicatii:

1. Într-un castron, amestecați făina de migdale cu făina de semințe de in, sare, piper și drojdia și amestecați.
2. Adaugam ouale si smantana si amestecam foarte bine.
3. Împărțiți-o într-o tavă de brioșe unsă cu unsoare și apăsați ferm cu degetele.
4. Se incinge o tigaie la foc mediu-mare, se adauga carnea de vita, se amesteca si se caleste cateva minute.
5. Adăugați sare, piper, praf de ceapă, praf de usturoi și pasta de roșii și amestecați bine.
6. Gatiti inca 5 minute si luati de pe foc.
7. Umpleți crustele cupcakes-urilor cu acest amestec, puneți-le într-un cuptor la 350 de grade F și coaceți timp de 15 minute.
8. Deasupra se intinde branza, se da din nou la cuptor si se mai coace briosele inca 5 minute.
9. Serviți cu muștar și completați condimentele preferate.

Bucurați-vă!

Nutriție: calorii 245, grăsimi 16, fibre 6, carbohidrați 2, proteine 14

Dip de pizza gustoasă

O să-ți placă această baie uimitoare!

Timp de preparare: 10 minute
Timp de preparare: 20 de minute
Porții: 4

Ingrediente:

- 4 uncii de brânză cremă, moale
- ½ cană de mozzarella
- ¼ cană smântână
- Sare si piper negru dupa gust
- 1/2 cană sos de roșii
- ¼ cană de maioneză
- ¼ cană parmezan ras
- 1 lingura de ardei verde, tocat
- 6 felii de ardei gras, tocate
- ½ linguriță de condimente italiene
- 4 masline negre, fara samburi si tocate

Indicatii:

1. Intr-un castron amestecam crema de branza cu mozzarella, smantana, maioneza, sare si piper si amestecam bine.
2. Întindeți-o în 4 rame, deasupra cu un strat de sos de roșii, apoi straturile de parmezan, deasupra cu ardei gras, pepperoni, dressing italian și măsline negre.
3. Puneți la cuptorul la 350 de grade F și coaceți timp de 20 de minute.
4. Se serveste fierbinte.

Bucurați-vă!

Nutriție: calorii 400, grăsimi 34, fibre 4, carbohidrați 4, proteine 15

Gustare uimitoare de brioșe keto

Toată lumea apreciază o mare surpriză! Încearcă asta acum!

Timp de preparare: 10 minute
Timp de preparare: 15 minute
Porții: 20

Ingrediente:

- ½ cană făină din semințe de in
- ½ cană de făină de migdale
- 3 linguri de carne de vită
- 1 lingură de pudră de psyllium
- Putina sare
- Spray de gatit
- ¼ linguriță de praf de copt
- 1 ou
- ¼ cană lapte de cocos
- 1/3 cană smântână
- 3 hot dog, tăiați în 20 de bucăți

Indicatii:

1. Într-un castron, amestecați făina de semințe de in cu făina, praful de psyllium, volanul, sarea și praful de copt și amestecați.
2. Se adauga oul, smantana si laptele de cocos si se amesteca bine.
3. Ungeți o tavă de brioșe cu ulei de gătit, împărțiți aluatul pe care tocmai l-ați făcut, lipiți o bucată de hot dog în centrul fiecărei brioșe, puneți la cuptorul la 350 de grade F și coaceți timp de 12 minute.
4. Se fierb pe gratarul preincalzit inca 3 minute, se imparte pe un platou si se serveste.

Bucurați-vă!

Nutriție: calorii 80, grăsimi 6, fibre 1, carbohidrați 1, proteine 3

Gustare uimitoare cu queso prăjit

Este o gustare keto crocantă și gustoasă!

Timp de preparare: 10 minute
Timp de preparare: 10 minute
Porții: 6

Ingrediente:

- 2 uncii de măsline, fără sâmburi și tocate
- 5 uncii queso blanco, tăiați în cuburi și congelați pentru câteva minute
- Un praf de fulgi de chili
- 1 linguriță și jumătate de ulei de măsline

Indicatii:

1. Se încălzește o tigaie cu ulei la foc mediu-mare, se adaugă cuburile de queso și se fierbe până când fundul se topește puțin.
2. Întoarceți cuburile cu spatula și stropiți cu măsline negre.
3. Lăsați cuburile să se mai fiarbă puțin, răsturnați și presărați fulgii de ardei roșu și gătiți până devin crocante.

4. Întoarceți, gătiți pe cealaltă parte până devine crocant, transferați pe o masă de tăiat, tăiați în cuburi și apoi serviți ca gustare.

Bucurați-vă!

Nutriție: calorii 500, grăsimi 43, fibre 4, carbohidrați 2, proteine 30

Batoane de arțar și nuci de pecan

Aceasta este o gustare keto foarte sănătoasă de încercat în curând!

Timp de preparare: 10 minute
Timp de gătire: 25 minute
Porții: 12

Ingrediente:
- ½ cană făină din semințe de in
- 2 căni de nuci pecan, prăjite și zdrobite
- 1 cană de făină de migdale
- ½ cană de ulei de cocos
- ¼ lingurita stevia
- ½ cană nucă de cocos, mărunțită
- ¼ cană „sirop de arțar"

Pentru siropul de artar:
- ¼ cană de eritritol
- 2 și ¼ lingurițe de ulei de cocos
- 1 lingura de unt clarificat
- ¼ lingurita de guma xantan
- ¾ cană de apă
- 2 lingurițe de extract de arțar

- ½ linguriță extract de vanilie

Indicatii:
1. Într-un castron rezistent la căldură, amestecați ghee-ul cu 2 și 1/4 lingurițe de ulei de cocos și guma xantan, amestecați, puneți la microunde și încălziți timp de 1 minut.
2. Adăugați eritritolul, apa, extractul de arțar și vanilie, amestecați bine și puneți la microunde încă 1 minut.
3. Într-un castron, amestecați făina de semințe de in cu nucă de cocos și făina de migdale și amestecați.
4. Adăugați nucile pecan și amestecați din nou.
5. Adăugați ¼ de cană „sirop de arțar", stevia și ½ cană de ulei de cocos și amestecați bine.
6. Se întinde într-o tavă de copt, se presează bine, se dă la cuptor la 350 de grade și se coace 25 de minute.
7. Se lasă să se răcească, se taie în 12 batoane și se servește ca o gustare keto.

Bucurați-vă!

Nutriție: calorii 300, grăsimi 30, fibre 12, carbohidrați 2, proteine 5

Gustare uimitoare cu semințe de chia

Încercați aceste biscuiți gustoși astăzi!

Timp de preparare: 10 minute
Timp de gătire: 35 minute
Porții: 36

Ingrediente:

- 1 și ¼ cană de apă cu gheață
- ½ cană semințe de chia, măcinate
- 3 uncii de brânză cheddar, brânză mărunțită
- ¼ lingurita de guma xantan
- 2 linguri de ulei de măsline
- 2 linguri praf de coaja de psyllium
- ¼ de linguriță de oregano uscat
- ¼ linguriță de usturoi pudră
- ¼ lingurita praf de ceapa
- Sare si piper negru dupa gust
- ¼ lingurita boia dulce

Indicatii:

1. Într-un castron, amestecați semințele de chia cu guma de xantan, pudra de psyllium, oregano, usturoiul și praf de ceapă, boia de ardei, sare și piper și amestecați.
2. Se adauga uleiul si se amesteca bine.
3. Se adauga apa cu gheata si se amesteca pana se obtine un aluat compact.
4. Întindeți-l pe o foaie de copt, introduceți-l în cuptor la 350 ° F și coaceți timp de 35 de minute.
5. Lăsați-le să se răcească, tăiați-le în 36 de biscuiți și serviți-le ca gustare keto.

Bucurați-vă!

Nutriție: calorii 50, grăsimi 3, fibre 1, carbohidrați 0,1, proteine 2

Tarte simple cu rosii

Acestea sunt aperitive keto simple, dar foarte gustoase!

Timp de preparare: 10 minute
Timp de gătit: 1 oră și 10 minute
Porții: 12

Ingrediente:
- ¼ cană de ulei de măsline
- 2 roșii, feliate
- Sare si piper negru dupa gust

Pentru baza:
- 5 linguri de unt clarificat
- 1 lingură de coajă de psyllium
- ½ cană de făină de migdale
- 2 linguri de faina de cocos
- Putina sare

Pentru umplutura:
- 2 lingurite de usturoi, tocat
- 3 lingurite de cimbru, tocat
- 2 linguri de ulei de măsline
- 3 uncii brânză de capră, mărunțită

- 1 ceapă mică, tăiată subțire

Indicatii:
1. Întindeți felii de roșii pe o foaie de copt tapetată, asezonați cu sare și piper, stropiți cu ¼ de cană ulei de măsline, puneți la cuptorul la 425 de grade și coaceți timp de 40 de minute.
2. Între timp, în robotul tău de bucătărie amestecă făina de migdale cu cojile de psyllium, făina de cocos, sare, piper și untul rece și amestecă până obții un aluat.
3. Împărțiți acest aluat în cutii de silicon pentru cupcake, apăsați ferm, puneți-l într-un cuptor la 350 de grade F și coaceți timp de 20 de minute.
4. Scoateți cupcakes-urile din cuptor și lăsați-le deoparte.
5. Scoateți și feliile de roșii din cuptor și lăsați-le să se răcească puțin.
6. Împărțiți feliile de roșii peste cupcakes.
7. Se încălzește o tigaie cu 2 linguri de ulei de măsline la foc mediu-mare, se adaugă ceapa, se amestecă și se fierbe timp de 4 minute.
8. Adăugați usturoiul și cimbrul, amestecați, gătiți încă 1 minut și luați de pe foc.
9. Întindeți acest amestec peste feliile de roșii.
10. Stropiți cu brânză de capră, introduceți înapoi în cuptor și coaceți la 350 de grade F pentru încă 5 minute.
11. Aranjați pe un platou de servire și serviți.

Bucurați-vă!

Nutriție: calorii 163, grăsimi 13, fibre 1, carbohidrați 3, proteine 3

Salsa de avocado

Acesta nu este guacamole, dar este la fel de delicios!

Timp de pregatire: 3 ore şi 10 minute
Timp de preparare: 10 minute
Porţii: 4

Ingrediente:

- ¼ cană eritritol pudră
- 2 avocado, fără sâmburi, decojite şi feliate
- ¼ lingurita stevia
- ½ cană coriandru tocat
- Sucul şi coaja a 2 lime
- 1 cană de lapte de cocos

Indicatii:

1. Asezati feliile de avocado pe o tava tapetata, stoarceti jumatate din zeama de lamaie peste ele si congelati timp de 3 ore.
2. Încingeţi laptele de cocos într-o tigaie la foc mediu.
3. Adăugaţi coaja de lămâie, amestecaţi şi aduceţi la fierbere.

4. Se adaugă pudra de eritritol, se amestecă, se ia de pe foc și se lasă să se răcească puțin.
5. Transferați avocado în robotul de bucătărie, adăugați restul de suc de lămâie și coriandru și amestecați bine.
6. Adăugați amestecul de lapte de cocos și stevia și amestecați bine.
7. Transferați într-un bol și serviți imediat.

Bucurați-vă!

Nutriție: calorii 150, grăsimi 14, fibre 2, carbohidrați 4, proteine 2

Aperitiv special de șuncă și creveți

Trebuie să iubesc asta! Este gustos!

Timp de preparare: 10 minute
Timp de preparare: 20 de minute
Porții: 16

Ingrediente:
- 2 linguri de ulei de măsline
- 10 uncii de creveți pre-fierți, curățați și curățați
- 1 lingura de menta, tocata
- 2 linguri de eritritol
- 1/3 cană mure, măcinate
- 11 șuncă feliată
- 1/3 cană de vin roșu

Indicatii:
1. Înfășurați fiecare creveți în felii de prosciutto, aranjați pe o foaie de copt tapetată, stropiți cu ulei de măsline, dați la cuptor la 425 de grade și coaceți timp de 15 minute.

2. Se incinge o tigaie cu mure macinate la foc mediu, se adauga menta, vinul si eritritol, se amesteca, se fierbe 3 minute si se ia de pe foc.
3. Aranjați creveții pe un platou, stropiți cu sosul de mure și serviți.

Bucurați-vă!

Nutriție: calorii 245, grăsimi 12, fibre 2, carbohidrați 1, proteine 14

Biscuiți cu broccoli și cheddar

Această gustare te va lăsa să te simți cu adevărat plin pentru câteva ore!

Timp de preparare: 10 minute
Timp de gătire: 25 minute
Porții: 12

Ingrediente:
- 4 căni de buchețele de broccoli
- 1 1/2 cani de faina de migdale
- 1 lingurita de boia
- Sare si piper negru dupa gust
- 2 oua
- ¼ cană ulei de cocos
- 2 căni de brânză cheddar, rasă
- 1 lingurita praf de usturoi
- ½ linguriță de oțet de mere
- ½ lingurita de bicarbonat de sodiu

Indicatii:
1. Puneți buchețelele de broccoli în robotul de bucătărie, adăugați sare și piper și amestecați bine.

2. Într-un castron, amestecați făina de migdale cu sare, piper, boia de ardei, praf de usturoi și bicarbonat de sodiu și amestecați.
3. Adăugați brânza cheddar, uleiul de cocos, ouăle și oțetul și amestecați totul.
4. Adăugați broccoli și amestecați din nou.
5. Formați 12 chiftele, aranjați-le pe o foaie de copt, introduceți-le într-un cuptor la 375 de grade și coaceți timp de 20 de minute.
6. Porniți cuptorul pe broiler și coaceți prăjiturile încă 5 minute.
7. Aranjați pe un platou de servire și serviți.

Bucurați-vă!

Nutriție: calorii 163, grăsimi 12, fibre 2, carbohidrați 2, proteine 7

Corndogs gustoși

Sunt atât de delicioase și simplu de făcut!

Timp de preparare: 10 minute
Timp de preparare: 10 minute
Porții: 4

Ingrediente:
- 1 1/2 cană ulei de măsline
- 2 linguri de smântână
- 1 cană de făină de migdale
- 4 cârnați
- 1 lingurita praf de copt
- 1 lingurita condimente italiene
- 2 oua
- ½ linguriță de turmeric
- Sare si piper negru dupa gust
- Un praf de piper cayenne

Indicatii:
1. Într-un castron, amestecați făina de migdale cu condimente italiene, praful de copt, turmeric, sare, piper și cayenne și amestecați bine.

2. Intr-un alt bol amestecam ouale cu smantana si batem bine.
3. Combinați cele 2 amestecuri și amestecați bine.
4. Înmuiați cârnații în acest amestec și puneți-i pe o farfurie.
5. Se încălzește o tigaie cu ulei la foc mediu-mare, se adaugă cârnații, se fierbe 2 minute pe fiecare parte și se transferă pe prosoape de hârtie.
6. Scurgeți grăsimea, aranjați pe un platou și serviți.

Bucurați-vă!

Nutriție: calorii 345, grăsimi 33, fibre 4, carbohidrați 5, proteine 16

Nachos gustos cu ardei iute

Acestea arată minunat! Sunt atât de gustoase și sănătoase!

Timp de preparare: 10 minute
Timp de preparare: 20 de minute
Porții: 6

Ingrediente:

- 1 kilogram mini ardei gras, tăiați la jumătate
- Sare si piper negru dupa gust
- 1 lingurita praf de usturoi
- 1 lingurita de boia dulce
- ½ linguriță de oregano uscat
- ¼ de linguriță fulgi de ardei roșu
- 1 kilogram carne de vită, măcinată
- 1 1/2 cană de brânză cheddar, mărunțită
- 1 lingură de pudră de chili
- 1 lingurita de chimion, macinat
- ½ cană de roșii, tocate
- Smântână de servit

Indicatii:

1. Într-un castron, amestecați pudra de chili cu boia de ardei, sare, piper, chimen, oregano, fulgi de piper și pudra de usturoi și amestecați.
2. Se incinge o tigaie la foc mediu, se adauga carnea de vita, se amesteca si se caleste timp de 10 minute.
3. Adăugați amestecul de pudră de chili, amestecați și luați de pe foc.
4. Aranjați jumătățile de ardei pe o foaie de copt tapetată, umpleți-le cu amestecul de carne de vită, stropiți cu brânză, dați la cuptor la 400°F și coaceți timp de 10 minute.
5. Scoateți ardeii din cuptor, stropiți cu roșii și împărțiți în farfurii și serviți cu smântâna deasupra.

Bucurați-vă!

Nutriție: calorii 350, grăsimi 22, fibre 3, carbohidrați 6, proteine 27

Batoane cu unt de migdale

Aceasta este o gustare keto grozavă pentru o zi relaxată!

Timp de pregatire: 2 ore si 10 minute
Timp de preparare: 2 minute
Porții: 12

Ingrediente:

- ¾ cană nucă de cocos, neîndulcită și mărunțită
- ¾ cană unt de migdale
- ¾ cană de stevia
- 1 cană de unt de migdale
- 2 linguri de unt de migdale
- 4,5 oz ciocolată neagră, tocată
- 2 linguri de ulei de cocos

Indicatii:

1. Intr-un bol amestecam faina de migdale cu stevia si nuca de cocos si amestecam bine.
2. Se încălzește o tigaie la foc mediu-mic, se adaugă 1 cană de unt de migdale și uleiul de cocos și se amestecă bine.
3. Adăugați asta în făina de migdale și amestecați bine.
4. Transferați-l într-o tavă de copt și apăsați-l bine.

5. Încinge o altă tigaie cu ciocolata, amestecând des.
6. Adăugați restul de unt de migdale și amestecați din nou bine.
7. Se toarnă peste amestecul de migdale și se întinde uniform.
8. Dați la frigider timp de 2 ore, tăiați în 12 batoane și serviți ca o gustare keto.

Bucurați-vă!

Nutriție: calorii 140, grăsimi 2, fibre 1, carbohidrați 5, proteine 1

Gustare de dovlecel gustoasă

Încearcă azi!

Timp de preparare: 10 minute
Timp de preparare: 15 minute
Porții: 4

Ingrediente:

- 1 cană de mozzarella, mărunțită
- ¼ cană sos de roșii
- 1 dovlecel, feliat
- Sare si piper negru dupa gust
- Un praf de chimen
- Spray de gatit

Indicatii:

1. Pulverizați o foaie de copt cu un strop de ulei și aranjați feliile de dovlecel.
2. Se intinde sosul de rosii peste toate feliile de dovlecel, se condimenteaza cu sare, piper si chimen si se presara mozzarella rasa.
3. Puneți la cuptorul la 350 de grade F și coaceți timp de 15 minute.

4. Aranjați pe un platou de servire și serviți. Bucurați-vă!

Nutriție: calorii 140, grăsimi 4, fibre 2, carbohidrați 6, proteine 4

Chips de dovlecel

Bucurați-vă de o gustare grozavă cu conținut scăzut de calorii!

Timp de preparare: 10 minute
Timp de preparare: 3 ore
Porții: 8

Ingrediente:

- 3 dovlecei, feliați subțiri
- Sare si piper negru dupa gust
- 2 linguri de ulei de măsline
- 2 linguri de otet balsamic

Indicatii:

1. Intr-un castron amestecam uleiul cu otetul, sarea si piperul si batem bine.
2. Adăugați feliile de dovlecel, amestecați pentru a se acoperi bine și întindeți pe o tavă de copt tapetată, puneți la cuptorul la 200°F și coaceți timp de 3 ore.
3. Lăsați cartofii prăjiți să se răcească și serviți-i ca o gustare keto.

Bucurați-vă!

Nutriție: calorii 40, grăsimi 3, fibre 7, carbohidrați 3, proteine 7

Hummus simplu

Toată lumea iubește un hummus bun! Incearca asta!

Timp de preparare: 10 minute
Timp de preparare: 0 minute
Porții: 5

Ingrediente:
- 4 cani de dovlecel, tocat marunt
- ¼ cană de ulei de măsline
- Sare si piper negru dupa gust
- 4 catei de usturoi, tocati
- ¾ cană de tahini
- ½ cană suc de lămâie
- 1 lingura de chimion, macinat

Indicatii:
1. În blender, amestecați dovlecelul cu sare, piper, ulei, suc de lămâie, usturoi, tahini și chimen și omogenizează foarte bine.
2. Transferați într-un bol și serviți.

Bucurați-vă!

Nutriție: calorii 80, grăsimi 5, fibre 3, carbohidrați 6, proteine 7

Bețișoare de țelină uimitoare

E fantastic! Este o gustare ceto grozavă, într-adevăr!

Timp de preparare: 10 minute
Timp de preparare: 0 minute
Porții: 12

Ingrediente:

- 2 cani de pui la rotisor, tocat
- 6 tulpini de telina taiate in jumatate
- 3 linguri de sos de rosii picant
- ¼ cană de maioneză
- Sare si piper negru dupa gust
- ½ linguriță de usturoi pudră
- Arpagic tocat pentru a servi

Indicatii:

1. Intr-un castron amestecam puiul cu sarea, piperul, praful de usturoi, maioneza si sosul de rosii si amestecam bine.
2. Aranjați bucățile de țelină pe un platou, întindeți peste ele amestecul de pui, stropiți cu arpagic și serviți.

Bucurați-vă!

Nutriție:calorii 100, grăsimi 2, fibre 3, carbohidrați 1, proteine 6

Gustare cu carne de vită uscată

Suntem siguri că vă va plăcea această gustare keto!

Timp de preparare: 6 ore
Timp de preparare: 4 ore
Porții: 6

Ingrediente:

- 24 oz de chihlimbar
- 2 cani de sos de soia
- ½ cană sos Worcestershire
- 2 linguri boabe de piper negru
- 2 linguri de piper negru
- 2 kg carne de vită rotundă, feliată

Indicatii:

1. Într-un castron, amestecați sosul de soia cu boabele de piper negru, piper negru și sosul Worcestershire și bateți bine.
2. Adăugați fâșiile de carne de vită, amestecați pentru a se acoperi și lăsați deoparte la frigider timp de 6 ore.
3. Întindeți-l pe un gratar, introduceți-l într-un cuptor la 370 de grade și coaceți timp de 4 ore.

4. Transferați într-un bol și serviți.

Bucurați-vă!

Nutriție: calorii 300, grăsimi 12, fibre 4, carbohidrați 3, proteine 8

Biluțe de spanac simple

Acesta este un aperitiv de petrecere keto foarte gustos!

Timp de preparare: 10 minute
Timp de gătire: 12 minute
Porții: 30

Ingrediente:

- 4 linguri de unt clarificat topit
- 2 oua
- 1 cană de făină de migdale
- 16 oz de spanac
- 1/3 cană brânză feta, mărunțită
- ¼ lingurita nucsoara, macinata
- 1/3 cană parmezan, ras
- Sare si piper negru dupa gust
- 1 lingura praf de ceapa
- 3 linguri de frisca
- 1 lingurita praf de usturoi

Indicatii:

1. În blender, amestecați spanacul cu ghee, ouăle, făina de migdale, brânză feta, parmezanul, nucșoara, frișca

pentru frișcă, sare, piperul, ceapa și usturoiul, piperul și amestecați foarte bine.
2. Transferați într-un bol și păstrați la congelator timp de 10 minute
3. Formați 30 de bile de spanac, aranjați-le pe o foaie de copt căptușită, introduceți în cuptorul la 350 de grade și coaceți timp de 12 minute.
4. Lasam bilutele de spanac sa se raceasca si servim ca aperitiv pentru petrecere.

Bucurați-vă!

Nutriție: calorii 60, grăsimi 5, fibre 1, carbohidrați 0,7, proteine 2

Dip cu spanac usturoi

Acest aperitiv keto te va face să iubești și mai mult spanacul!

Timp de preparare: 10 minute
Timp de gătire: 35 minute
Porții: 6

Ingrediente:

- 6 felii de bacon
- 5 uncii de spanac
- ½ cană smântână
- 8 uncii cremă de brânză, moale
- 1 1/2 linguri patrunjel tocat
- 2,5 uncii parmezan, ras
- 1 lingura de suc de lamaie
- Sare si piper negru dupa gust
- 1 lingura de usturoi, tocat

Indicatii:

1. Se încălzește o tigaie la foc mediu, se adaugă baconul, se gătește până devine crocant, se transferă pe prosoape de hârtie, se scurge grăsimea, se sfărâmă și se pune deoparte într-un castron.

2. Se încălzește aceeași tigaie cu grăsimea de bacon la foc mediu, se adaugă spanacul, se amestecă, se fierbe timp de 2 minute și se transferă într-un castron.
3. Intr-un alt bol amestecam crema de branza cu usturoiul, sarea, piperul, smantana si patrunjelul si amestecam bine.
4. Adauga baconul si amesteca din nou.
5. Adăugați sucul de lămâie și spanacul și amestecați totul.
6. Adăugați parmezanul și amestecați din nou.
7. Împărțiți-le în rame, introduceți-le la cuptor la 350 de grade și coaceți timp de 25 de minute.
8. Porniți cuptorul și gătiți încă 4 minute.
9. Serviți cu biscuiți.

Bucurați-vă!

Nutriție: calorii 345, grăsimi 12, fibre 3, carbohidrați 6, proteine 11

Aperitiv cu ciuperci

Aceste ciuperci sunt atât de delicioase!

Timp de preparare: 10 minute
Timp de preparare: 20 de minute
Porții: 5

Ingrediente:

- ¼ cană de maioneză
- 1 lingurita praf de usturoi
- 1 ceapa galbena mica, tocata
- 24 uncii de capace de ciuperci albe
- Sare si piper negru dupa gust
- 1 lingurita praf de curry
- 4 uncii de brânză cremă, moale
- ¼ cană smântână
- ½ cană brânză mexicană, mărunțită
- 1 cană de creveți, fierți, curățați, tăiați și tocați

Indicatii:

1. Într-un castron, amestecați maioneza cu pudra de usturoi, ceapa, praful de curry, crema de brânză,

smântâna, brânza mexicană, creveții, sare și piper după gust și amestecați bine.
2. Umpleți ciupercile cu acest amestec, așezați-le pe o foaie de copt și coaceți la cuptor la 350 de grade F timp de 20 de minute.
3. Aranjați pe un platou de servire și serviți.

Bucurați-vă!

Nutriție: calorii 244, grăsimi 20, fibre 3, carbohidrați 7, proteine 14

Grisoare simple

Trebuie doar să oferi o șansă acestei uimitoare gustare keto!

Timp de preparare: 10 minute
Timp de preparare: 15 minute
Porții: 24

Ingrediente:

- 3 linguri crema de branza, moale
- 1 lingură de pudră de psyllium
- ¾ cană de făină de migdale
- 2 cani de mozzarella, topita timp de 30 de secunde la cuptorul cu microunde
- 1 lingurita praf de copt
- 1 ou
- 2 linguri de condimente italiene
- Sare si piper negru dupa gust
- 3 uncii de brânză cheddar, rasă
- 1 lingurita praf de ceapa

Indicatii:

1. Într-un castron, amestecați praful de psyllium cu făina de migdale, praful de copt, sare și piper și amestecați.

2. Adaugam crema de branza, mozzarella topita si oul si amestecam cu mainile pana obtinem un aluat.
3. Întindeți-l pe o foaie de copt și tăiați-l în 24 de bețișoare.
4. Stropiți cu praf de ceapă și condimente italiene.
5. Acoperiți cu brânză cheddar, puneți la cuptorul la 350 de grade F și coaceți timp de 15 minute.
6. Servește-le ca o gustare keto!

Bucurați-vă!

Nutriție: calorii 245, grăsimi 12, fibre 5, carbohidrați 3, proteine 14

Chiftele italiene

Acest aperitiv în stil italian este 100% keto!

Timp de preparare: 10 minute
Timp de preparare: 6 minute
Porții: 16

Ingrediente:

- 1 ou
- Sare si piper negru dupa gust
- ¼ cană făină de migdale
- 1 lb. carne de curcan, măcinată
- ½ linguriță de usturoi pudră
- 2 linguri rosii uscate la soare, tocate
- ½ cană de mozzarella, mărunțită
- 2 linguri de ulei de măsline
- 2 linguri de busuioc tocat

Indicatii:

1. Intr-un bol amestecam curcanul cu sare, piper, ou, faina de migdale, praf de usturoi, rosiile uscate, mozzarella si busuioc si amestecam bine.

2. Formați 12 chifle, încălziți o tigaie cu ulei la foc mediu-mare, aruncați chiftelele și gătiți-le timp de 2 minute pe fiecare parte.
3. Aranjați pe un platou de servire și serviți.

Bucurați-vă!

Nutriție: calorii 80, grăsimi 6, fibre 3, carbohidrați 5, proteine 7

Aripioare de parmezan

Ele vor fi bucurate de întreaga familie!

Timp de preparare: 10 minute
Timp de gătire: 24 minute
Porții: 6

Ingrediente:

- 6 kilograme de aripioare de pui, tăiate la jumătate
- Sare si piper negru dupa gust
- ½ linguriță de condimente italiene
- 2 linguri de unt clarificat
- ½ cană parmezan ras
- Un praf de fulgi de ardei rosu, zdrobiti
- 1 lingurita praf de usturoi
- 1 ou

Indicatii:

1. Aranjați aripioarele de pui pe o foaie de copt căptușită, introduceți-le la cuptor la 425 de grade F și coaceți timp de 17 minute.

2. Între timp, în blender, amestecați ghee-ul cu brânza, oul, sarea, piperul, fulgii de piper, pudra de usturoi și condimentele italiene și amestecați foarte bine.
3. Scoateți aripioarele de pui din cuptor, întoarceți-le, porniți cuptorul la grătar și gătiți-le încă 5 minute.
4. Scoateți din nou bucățile de pui din cuptor, turnați peste sos, amestecați bine pentru a se acoperi și gătiți încă 1 minut.
5. Servește-le ca un aperitiv keto rapid.

Bucurați-vă!

Nutriție: calorii 134, grăsimi 8, fibre 1, carbohidrați 0,5, proteine 14

Batoane de brânză

Acest aperitiv keto se va topi pur și simplu în gură!

Timp de pregatire: 1 oră și 10 minute
Timp de preparare: 20 de minute
Porții: 16

Ingrediente:

- 2 oua batute
- Sare si piper negru dupa gust
- 8 felii de mozzarella tăiate în jumătate
- 1 cană parmezan, ras
- 1 lingura condimente italiene
- ½ cană de ulei de măsline
- 1 catel de usturoi tocat

Indicatii:

1. Într-un castron, amestecați parmezanul cu sarea, piperul, condimentele italiene și usturoiul și amestecați bine.
2. Pune ouăle bătute într-un alt castron.
3. Înmuiați batoanele de mozzarella în amestecul de ouă, apoi în amestecul de brânză.

4. Scufundați-le înapoi în amestecul de ou și parm și păstrați-le la congelator timp de 1 oră.
5. Se incinge o tigaie cu ulei la foc mediu-mare, se adauga betisoarele de branza, se prajesc pana se rumenesc pe o parte, se rastoarna si se fierbe la fel pe cealalta parte.
6. Aranjați-le pe un platou de servire și serviți.

Bucurați-vă!

Nutriție: calorii 140, grăsimi 5, fibre 1, carbohidrați 3, proteine 4

Batoane de broccoli gustoase

Trebuie să-ți inviti toți prietenii să guste acest aperitiv keto!

Timp de preparare: 10 minute
Timp de preparare: 20 de minute
Porții: 20

Ingrediente:

- 1 ou
- 2 căni de buchețele de broccoli
- 1/3 cană brânză cheddar, rasă
- ¼ cană ceapă galbenă, tocată
- 1/3 cană pesmet panko
- 1/3 cană pesmet italian
- 2 linguri de patrunjel tocat
- Un strop de ulei de măsline
- Sare si piper negru dupa gust

Indicatii:

1. Se incinge o oala cu apa la foc mediu, se adauga broccoli, se fierbe la abur 1 minut, se scurge, se toaca si se pune intr-un bol.

2. Adăugați oul, brânza cheddar, panko și pesmetul italian, sare, piper și pătrunjelul și amestecați totul bine.
3. Din acest aluat formați bețișoare cu mâinile și puneți-le pe o tavă de copt unsă cu puțin ulei de măsline.
4. Puneți la cuptorul la 400°F și coaceți timp de 20 de minute.
5. Aranjați pe un platou de servire și serviți.

Bucurați-vă!

Nutriție: calorii 100, grăsimi 4, fibre 2, carbohidrați 7, proteine 7

Pancetta Delight

Nu vă fie teamă să încercați această gustare keto specială și delicioasă!

Timp de preparare: 15 minute
Timp de gătit: 1 oră și 20 de minute
Porții: 16

Ingrediente:

- ½ linguriță de scorțișoară, măcinată
- 2 linguri de eritritol
- 16 felii de bacon
- 1 lingura de ulei de cocos
- 3 oz ciocolată neagră
- 1 lingurita de extract de artar

Indicatii:

1. Într-un castron, amestecați scorțișoara cu eritritol și amestecați.
2. Aranjați feliile de slănină pe o foaie de copt căptușită și stropiți cu scorțișoară.
3. Întoarceți feliile de slănină și presărați din nou amestecul de scorțișoară.

4. Puneți la cuptorul la 275°F și coaceți timp de 1 oră.
5. Se incinge o cratita cu ulei la foc mediu, se adauga ciocolata si se amesteca pana se topeste.
6. Adăugați extract de arțar, amestecați, luați de pe foc și lăsați puțin să se răcească.
7. Scoatem fasiile de bacon din cuptor, le lasam sa se raceasca, le scufundam pe fiecare in amestecul de ciocolata, le asezam pe hartie de copt si le lasam sa se raceasca complet.
8. Se serveste rece.

Bucurați-vă!

Nutriție: calorii 150, grăsimi 4, fibre 0,4, carbohidrați 1,1, proteine 3

Cești de taco

Aceste căni de taco sunt startul perfect pentru petrecere!

Timp de preparare: 10 minute
Timp de gătire: 40 de minute
Porții: 30

Ingrediente:

- 1 kilogram carne de vită, măcinată
- 2 căni de brânză cheddar, mărunțită
- ¼ cană apă
- Sare si piper negru dupa gust
- 2 linguri de chimen
- 2 linguri de pudră de chili
- Pico de gallo pentru a servi

Indicatii:

1. Împărțiți o lingură de brânză parmezan pe o foaie de copt tapetată, dați la cuptor la 350 de grade și coaceți timp de 7 minute.
2. Lăsați brânzeturile să se răcească 1 minut, transferați-le în forme pentru cupcake și modelați-le în cupe.

3. Între timp, încălziți o tigaie la foc mediu-mare, adăugați carnea de vită, amestecați și gătiți până se rumenește.
4. Adăugați apa, sare, piper, chimen și praf de chilli, amestecați și gătiți încă 5 minute.
5. Împărțiți-le în cupe de brânză, acoperiți cu pico de gallo, transferați-le pe toate pe un platou și serviți.

Bucurați-vă!

Nutriție: calorii 140, grăsimi 6, fibre 0, carbohidrați 6, proteine 15

Rulouri gustoase cu ouă de pui

Acestea sunt exact ceea ce ai nevoie! Este cel mai bun starter de petrecere keto!

Timp de pregatire: 2 ore si 10 minute
Timp de preparare: 15 minute
Porții: 12

Ingrediente:

- 4 oz brânză albastră
- 2 cani de pui, fiert si tocat marunt
- Sare si piper negru dupa gust
- 2 cepe verde, tocate
- 2 tulpini de telina, tocate marunt
- ½ cană sos de roșii
- ½ linguriță de eritritol
- 12 ambalaje pentru rulouri de ouă
- Ulei vegetal

Indicatii:

1. Intr-un castron amestecam carnea de pui cu branza albastra, sarea, piperul, ceapa verde, telina, sosul de

rosii si indulcitorul, amestecam bine si dam la frigider pentru 2 ore.
2. Așezați cojile de ou pe o suprafață de lucru, împărțiți amestecul de pui peste ele, rulați și sigilați marginile.
3. Se incinge o tigaie cu ulei vegetal la foc mediu-mare, se adauga rulourile cu oua, se fierbe pana se rumenesc, se intoarce si se fierbe si pe cealalta parte.
4. Aranjați-le pe un platou de servire și serviți-le.

Bucurați-vă!

Nutriție: calorii 220, grăsimi 7, fibre 2, carbohidrați 6, proteine 10

Cartofi prăjiți cu brânză Halloumi

Sunt atât de crocante și de delicioase!

Timp de preparare: 10 minute
Timp de preparare: 5 minute
Porții: 4

Ingrediente:

- 1 cană de sos marinara
- 8 oz brânză halloumi, uscată și feliată
- 2 uncii de seu

Indicatii:

1. Încinge o tigaie cu seu la foc mediu-mare.
2. Adăugați bucățile de halloumi, acoperiți, gătiți timp de 2 minute pe fiecare parte și transferați pe prosoape de hârtie.
3. Scurgeți excesul de grăsime, transferați-le într-un bol și serviți cu sosul marinara în lateral.

Bucurați-vă!

Nutriție: calorii 200, grăsimi 16, fibre 1, carbohidrați 1, proteine 13

Chips Jalapeño

Acestea sunt atât de ușor de făcut acasă!

Timp de preparare: 10 minute
Timp de gătire: 25 minute
Porții: 20

Ingrediente:
- 3 linguri de ulei de măsline
- 5 jalapenos, feliate
- 8 uncii parmezan, ras
- ½ lingurita praf de ceapa
- Sare si piper negru dupa gust
- Sos Tabasco de servit

Indicatii:
1. Într-un castron, se amestecă feliile de jalapeño cu sare, piper, ulei și praf de ceapă, se amestecă pentru a se acoperi și se întinde pe o tavă de copt tapetată.
2. Puneți la cuptorul la 450°F și coaceți timp de 15 minute.
3. Scoateți feliile de jalapeño din cuptor, lăsați-le să se răcească.

4. Intr-un castron amestecam feliile de ardei cu branza si presam bine.
5. Aranjați toate feliile pe o altă foaie de copt tapetată, puneți din nou la cuptor și coaceți încă 10 minute.
6. Lăsați jalapenosul să se răcească, aranjați pe un platou și serviți cu sos Tabasco în lateral.

Bucurați-vă!

Nutriție: calorii 50, grăsimi 3, fibre 0,1, carbohidrați 0,3, proteine 2

Cești delicioase de castraveți

Pregătește-te să gusti ceva cu adevărat elegant și delicios!

Timp de preparare: 10 minute
Timp de preparare: 0 minute
Porții: 24

Ingrediente:

- 2 castraveți, curățați de coajă, tăiați în felii de mărimea unui centimetru și câteva din semințe colectate
- ½ cană smântână
- Sare si piper alb dupa gust
- 6 uncii de somon afumat, fulgi
- 1/3 cana coriandru, tocat
- 2 lingurite de suc de lamaie
- 1 lingura coaja de lime
- Un praf de piper cayenne

Indicatii:

1. Intr-un castron amestecam somonul cu sarea, piperul, cayenne, smantana, zeama si coaja de lamaie si coriandru si amestecam bine.

2. Umpleți fiecare ceașcă de castraveți cu acest amestec de somon, aranjați-le pe un platou și serviți ca aperitiv keto.

Bucurați-vă!

Nutriție: calorii 30, grăsimi 11, fibre 1, carbohidrați 1, proteine 2

Salata de caviar

Este atât de elegant! Este atât de delicios și sofisticat!

Timp de preparare: 6 minute
Timp de preparare: 0 minute
Porții: 16

Ingrediente:

- 8 oua fierte tari, curatate de coaja si pasate cu furculita
- 4 uncii de caviar negru
- 4 uncii de caviar roșu
- Sare si piper negru dupa gust
- 1 ceapa galbena, tocata marunt
- ¾ cană de maioneză
- Câteva felii de baghetă prăjită pentru servire

Indicatii:

1. Într-un bol, amestecați ouăle zdrobite cu maioneza, sare, piper și ceapa și amestecați bine.
2. Întindeți salata de ouă peste feliile de baghetă prăjite și acoperiți fiecare cu caviar.

Bucurați-vă!

Nutriție: calorii 122, grăsimi 8, fibre 1, carbohidrați 4, proteine 7

Kebab marinate

Acesta este aperitivul perfect pentru un grătar de vară!

Timp de preparare: 20 minute
Timp de preparare: 10 minute
Porții: 6

Ingrediente:

- 1 ardei rosu, taiat bucatele
- 1 ardei verde, tăiat în bucăți
- 1 ardei gras portocala, taiat bucatele
- 2 lbs friptură de muschi, tăiată în cuburi medii
- 4 catei de usturoi, tocati
- 1 ceapa rosie, taiata bucatele
- Sare si piper negru dupa gust
- 2 linguri muştar de Dijon
- 2 1/2 linguri sos Worcestershire
- ¼ cană sos tamari
- ¼ cană suc de lămâie
- ½ cană de ulei de măsline

Indicatii:

1. Într-un castron, amestecați sosul Worcestershire cu sarea, piperul, usturoiul, muștarul, tamarii, zeama de lămâie și uleiul și amestecați foarte bine.
2. Adăugați carnea de vită, ardeiul gras și ceapa tocată la acest amestec, amestecați pentru a se acoperi și lăsați deoparte câteva minute.
3. Aranjați ardeiul gras, cuburile de carne și bucățile de ceapă pe frigărui în culori alternate, puneți pe grătarul preîncălzit la foc mediu-înalt, gătiți timp de 5 minute pe fiecare parte, transferați-le pe un platou și serviți ca aperitiv keto de vară.

Bucurați-vă!

Nutriție: calorii 246, grăsimi 12, fibre 1, carbohidrați 4, proteine 26

Rulouri simple de dovlecel

Trebuie să încercați cât mai curând acest aperitiv simplu și foarte gustos!

Timp de preparare: 10 minute
Timp de preparare: 5 minute
Porții: 24

Ingrediente:

- 2 linguri de ulei de măsline
- 3 dovlecei, tăiați în felii subțiri
- 24 de frunze de busuioc
- 2 linguri de menta, tocata
- 1 1/3 cană brânză de vaci
- Sare si piper negru dupa gust
- ¼ cană busuioc tocat
- Sos de rosii de servit

Indicatii:

1. Ungeți feliile de dovlecel cu ulei de măsline, asezonați cu sare și piper pe ambele părți, puneți-le pe grătarul preîncălzit la foc mediu, gătiți 2 minute, întoarceți și gătiți încă 2 minute.

2. Asezati feliile de dovlecel pe o farfurie si puneti-le deoparte deocamdata.
3. Intr-un castron amestecam ricotta cu busuiocul tocat, menta, sare si piper si amestecam bine.
4. Se intinde pe feliile de dovlecel, se imparte si frunzele intregi de busuioc, se ruleaza si se servesc ca aperitiv cu putin sos de rosii in lateral.

Bucurați-vă!

Nutriție: calorii 40, grăsimi 3, fibre 0,3, carbohidrați 1, proteine 2

Biscuiți verzi simpli

Sunt foarte distractive de făcut și au un gust uimitor!

Timp de preparare: 10 minute
Timp de preparare: 24 de ore
Porții: 6

Ingrediente:

- 2 căni de semințe de in, măcinate
- 2 cani de seminte de in, inmuiate peste noapte si scurse
- 4 buchete de varza varza, tocata
- 1 legătură de busuioc tocat
- ½ legătură de țelină tocată
- 4 catei de usturoi, tocati
- 1/3 cană ulei de măsline

Indicatii:

1. În robotul de bucătărie amestecați semințele de in măcinate cu țelina, varza kale, busuioc și usturoi și amestecați bine.
2. Adăugați ulei și semințele de in înmuiate și amestecați din nou.

3. Întindeți-l pe un platou, tăiați-l în biscuiți medii, introduceți-l în deshidrator și uscați timp de 24 de ore la 115 grade F, întorcându-i la jumătate.
4. Aranjați-le pe un platou de servire și serviți.

Bucurați-vă!

Nutriție: calorii 100, grăsimi 1, fibre 2, carbohidrați 1, proteine 4

Terină de pesto și brânză

Arată atât de uimitor și are un gust uimitor!

Timp de preparare: 30 minute
Timp de preparare: 0 minute
Porții: 10

Ingrediente:
- ½ cană de smântână
- 10 oz brânză de capră, mărunțită
- 3 linguri de pesto de busuioc
- Sare si piper negru dupa gust
- 5 roșii uscate la soare, tocate
- ¼ cană nuci de pin, prăjite și tocate
- 1 lingura nuci de pin, prajite si tocate

Indicatii:
1. Intr-un bol amestecam branza de capra cu smantana, sarea si piperul si amestecam cu mixerul.
2. Se toarnă jumătate din acest amestec într-un bol tapetat și se întinde.
3. Adăugați pesto deasupra și întindeți.

4. Adăugați un alt strat de brânză, apoi adăugați roșiile uscate la soare și ¼ de cană nuci de pin.
5. Întindeți un ultim strat de brânză și acoperiți cu 1 lingură de nuci de pin.
6. Se lasa putin la frigider, se rastoarna pe o farfurie si se serveste.

Bucurați-vă!

Nutriție: calorii 240, grăsimi 12, fibre 3, carbohidrați 5, proteine 12

Salsa de avocado

O vei face din nou și din nou! Asa este de gustoasa!

Timp de preparare: 10 minute
Timp de preparare: 0 minute
Porții: 4

Ingrediente:

- 1 ceapa rosie mica, tocata
- 2 avocado, fără sâmburi, decojite și tocate
- 3 ardei jalapeno, tocat
- Sare si piper negru dupa gust
- 2 linguri chimen macinat
- 2 linguri de suc de lamaie
- ½ rosie, tocata

Indicatii:

1. Într-un castron, amestecați ceapa cu avocado, ardeiul gras, sare, piper negru, chimen, sucul de lime și bucăți de roșii și amestecați bine.
2. Transferați-l într-un castron și serviți cu felii de baghetă prăjite ca aperitiv keto.

Bucurați-vă!

Nutriție: calorii 120, grăsimi 2, fibre 2, carbohidrați 0,4, proteine 4

Chipsuri de ouă gustoase

Vrei să uimi pe toată lumea? Atunci, încearcă acești cartofi prăjiți!

Timp de preparare: 5 minute
Timp de preparare: 10 minute
Porții: 2

Ingrediente:

- ½ lingură de apă
- 2 linguri parmezan, tocat
- 4 albusuri
- Sare si piper negru dupa gust

Indicatii:

1. Într-un castron, amestecați albușurile spumă cu sare, piper și apă și amestecați bine.
2. Se toarnă într-o tavă pentru brioșe, se stropește cu brânză, se introduce într-un cuptor la 400 de grade F și se coace timp de 15 minute.
3. Transferați chipsurile de albuș de ou pe un platou și serviți cu o dip keto în lateral.

Bucurați-vă!

Nutriție: calorii 120, grăsimi 2, fibre 1, carbohidrați 2, proteine 7

Chips Chili Lime

Acești biscuiți vă vor uimi cu gustul lor uimitor!

Timp de preparare: 10 minute
Timp de preparare: 20 de minute
Porții: 4

Ingrediente:

- 1 cană de făină de migdale
- Sare si piper negru dupa gust
- 1 linguriță și jumătate de coajă de lime
- 1 lingurita de suc de lamaie
- 1 ou

Indicatii:

1. Într-un castron, amestecați făina de migdale cu coaja de lămâie, sucul de lămâie și sarea și amestecați.
2. Adăugați oul și bateți din nou bine.
3. Împărțiți-o în 4 părți, rulați fiecare într-o bilă și apoi întindeți-o bine cu un sucitor.
4. Tăiați fiecare în 6 triunghiuri, aranjați-le pe toate pe o tavă de copt tapetată, introduceți-le într-un cuptor la 350°F și coaceți timp de 20 de minute.

Bucurați-vă!

Nutriție: calorii 90, grăsimi 1, fibre 1, carbohidrați 0,6, proteine 3

sos de anghinare

Este atât de bogat și de aromat!

Timp de preparare: 10 minute
Timp de preparare: 15 minute
Porții: 16

Ingrediente:
- ¼ cană smântână
- ¼ cană smântână
- ¼ cană de maioneză
- ¼ cană eșalotă, tocată
- 1 lingura de ulei de masline
- 2 catei de usturoi, tocati
- 4 oz cremă de brânză
- ½ cană parmezan ras
- 1 cană de mozzarella, mărunțită
- 4 uncii de brânză feta, mărunțită
- 1 lingura de otet balsamic
- 28 uncii inimioare de anghinare la conserva, tocate
- Sare si piper negru dupa gust
- 10 uncii spanac, tocat

Indicatii:

1. Se încălzeşte o tigaie cu ulei la foc mediu, se adaugă şalota şi usturoiul, se amestecă şi se fierbe timp de 3 minute.
2. Adaugam crema si crema de branza si amestecam.
3. Adaugati si smantana, parmezan, maioneza, feta si mozzarella, amestecati si scadeti focul.
4. Se adauga anghinarea, spanacul, sarea, piperul si otetul, se amesteca bine, se ia de pe foc si se transfera intr-un bol.
5. Serviţi ca o dip ceto gustoasă.

Bucuraţi-vă!

Nutriţie: calorii 144, grăsimi 12, fibre 2, carbohidraţi 5, proteine 5

Rețete cetogenice de pește și fructe de mare

Plăcintă specială cu pește

Acesta este cu adevărat cremos și bogat!

Timp de preparare: 10 minute
Timp de gătit: 1 oră și 10 minute
Porții: 6

Ingrediente:

- 1 ceapa rosie, tocata
- 2 fileuri de somon, fără piele și tăiate în bucăți medii
- 2 fileuri de macrou, fără piele și tăiate în bucăți medii
- 3 fileuri de eglefin și tăiate în bucăți medii
- 2 foi de dafin
- ¼ cană ghee + 2 linguri ghee
- 1 cap de conopida, florile separate
- 4 ouă
- 4 cuișoare
- 1 cană smântână pentru frișcă
- ½ cană de apă
- Un praf de nucsoara, macinata
- 1 lingurita mustar de Dijon
- 1 cană brânză cheddar, mărunțită + ½ cană brânză cheddar, mărunțită
- Puțin pătrunjel tocat

- Sare si piper negru dupa gust
- 4 linguri de arpagic tocat

Indicatii:

1. Intr-o cratita se pune putina apa, se sare dupa gust, se da in clocot la foc mediu, se adauga ouale, se fierb 10 minute, se ia de pe foc, se scurg, se lasa sa se raceasca, se curata de coaja si se taie in sferturi.
2. Puneți apa într-o altă cratiță, aduceți la fiert, adăugați buchetele de conopidă, gătiți timp de 10 minute, scurgeți, transferați în blender, adăugați ¼ de cană ghee, bateți bine și transferați într-un bol.
3. Se pune smantana si 1/2 cana apa intr-o tigaie, se adauga pestele, se amesteca sa se ingroase si se incinge la foc mediu.
4. Adăugați ceapa, cuișoarele și foile de dafin, aduceți la fiert, reduceți focul și fierbeți timp de 10 minute.
5. Luați de pe foc, transferați peștele într-o tavă de copt și lăsați deoparte.
6. Se reincalzeste tigaia cu sosul de peste, se adauga nucsoara, se amesteca si se fierbe 5 minute.
7. Luați de pe foc, aruncați cuișoarele și foile de dafin, adăugați 1 cană de brânză cheddar și 2 linguri de ghee și amestecați bine.
8. Puneți sferturile de ou deasupra peștelui în tigaie.
9. Adăugați sosul de smântână și brânză, acoperiți cu piureul de conopidă, stropiți cu restul de brânză

cheddar, arpagicul și pătrunjel, dați la cuptorul la 400 de grade pentru 30 de minute.
10. Lăsați plăcinta să se răcească puțin înainte de a tăia și servi.

Bucurați-vă!

Nutriție: calorii 300, grăsimi 45, fibre 3, carbohidrați 5, proteine 26

Pește la cuptor gustos

Este un fel de mâncare keto ușor de savurat la cină în seara asta!

Timp de preparare: 10 minute
Timp de preparare: 30 minute
Porții: 4

Ingrediente:
- 1 kilogram de eglefin
- 3 lingurite de apa
- 2 linguri de suc de lamaie
- Sare si piper negru dupa gust
- 2 linguri de maioneza
- 1 lingurita de planta de marar
- Spray de gatit
- Un strop de condiment vechi de dafin

Indicatii:
1. Pulverizați o foaie de copt cu ulei de gătit.
2. Adăugați sucul de lămâie, apa și peștele și amestecați pentru a se îmbrăca puțin.
3. Adăugați sare, piper, condimente de dafin vechi și buruiană de mărar și amestecați din nou.

4. Adauga maioneza si intinde-o bine.
5. Puneți la cuptorul la 350 de grade F și coaceți timp de 30 de minute.
6. Împărțiți în farfurii și serviți.

Bucurați-vă!

Nutriție: calorii 104, grăsimi 12, fibre 1, carbohidrați 0,5, proteine 20

Tilapia uimitoare

Acest fel de mâncare excelent este perfect pentru o seară specială!

Timp de preparare: 10 minute
Timp de preparare: 10 minute
Porții: 4

Ingrediente:

- 4 fileuri de tilapia dezosate
- Sare si piper negru dupa gust
- ½ cană parmezan ras
- 4 linguri de maioneza
- ¼ linguriță busuioc uscat
- ¼ linguriță de usturoi pudră
- 2 linguri de suc de lamaie
- ¼ cană unt clarificat
- Spray de gatit
- Un praf de praf de ceapa

Indicatii:

1. Pulverizați o foaie de copt cu spray de gătit, puneți tilapia deasupra, asezonați cu sare și piper, puneți pe grătarul preîncălzit și gătiți timp de 3 minute.

2. Întoarceți peștele pe cealaltă parte și fierbeți încă 3 minute.
3. Într-un castron, amestecați parmezanul cu maioneză, busuioc, usturoi, zeamă de lămâie, praf de ceapă și ghee și amestecați bine.
4. Adăugați peștele la acest amestec, amestecați bine pentru a se îmbrăca, puneți înapoi pe tava de copt și fierbeți încă 3 minute.
5. Transferați pe farfurii și serviți.

Bucurați-vă!

Nutriție: calorii 175, grăsimi 10, fibre 0, carbohidrați 2, proteine 17

Pastrav uimitor si sos deosebit

Trebuie doar să încerci această combinație minunată! Acest fel de mâncare keto este uimitor!

Timp de preparare: 10 minute
Timp de preparare: 10 minute
Porții: 1

Ingrediente:

- 1 file mare de păstrăv
- Sare si piper negru dupa gust
- 1 lingura de ulei de masline
- 1 lingura de unt clarificat
- Coaja și suc de 1 portocală
- O mână de pătrunjel tocat
- ½ cană nuci pecan, tocate

Indicatii:

1. Se incinge o tigaie cu ulei la foc mediu-mare, se adauga fileul de peste, se condimenteaza cu sare si piper, se fierbe 4 minute pe fiecare parte, se transfera pe o farfurie si se tine la cald deocamdata.

2. Se încălzește aceeași tigaie cu ghee la foc mediu, se adaugă nucile pecan, se amestecă și se prăjește timp de 1 minut.
3. Se adauga sucul si coaja de portocale, putina sare si piper si patrunjelul tocat, se amesteca, se fierbe 1 minut si se toarna peste fileul de peste.
4. Serviți imediat.

Bucurați-vă!

Nutriție: calorii 200, grăsimi 10, fibre 2, carbohidrați 1, proteine 14

Sos de păstrăv și ghee minunat

Peștele merge foarte bine cu sosul! Trebuie să încerci azi!

Timp de preparare: 10 minute
Timp de preparare: 10 minute
Porții: 4

Ingrediente:

- 4 file de păstrăv
- Sare si piper negru dupa gust
- 3 lingurițe de coajă de lămâie rasă
- 3 linguri de arpagic tocat
- 6 linguri de unt clarificat
- 2 linguri de ulei de măsline
- 2 lingurite de suc de lamaie

Indicatii:

1. Asezonați păstrăvul cu sare și piper, stropiți cu ulei de măsline și frecați puțin.
2. Încingeți grătarul de bucătărie la foc mediu-mare, adăugați fileurile de pește, gătiți 4 minute, întoarceți și gătiți încă 4 minute.

3. Intre timp se incinge o tigaie cu ghee la foc mediu, se adauga sare, piper, arpagic, zeama de lamaie si coaja si se amesteca bine.
4. Împărțiți fileurile de pește în farfurii, amestecați cu sosul de ghee și serviți.

Bucurați-vă!

Nutriție: calorii 320, grăsimi 12, fibre 1, carbohidrați 2, proteine 24

Somon fript

Simțiți-vă liber să-l serviți pentru o ocazie specială!

Timp de preparare: 10 minute
Timp de gătire: 12 minute
Porții: 4

Ingrediente:

- 2 linguri de unt clarificat, moale
- 1 și ¼ de liră file de somon
- 2 oz Kimchi, tocat fin
- Sare si piper negru dupa gust

Indicatii:

1. În robotul de bucătărie, amestecați Ghee cu Kimchi și amestecați bine.
2. Ungeți somonul cu sare, piper și amestecul de Kimchi și puneți-l într-o tigaie.
3. Pune la cuptorul la 425 de grade și coace timp de 15 minute.
4. Împărțiți în farfurii și serviți cu o salată.

Bucurați-vă!

Nutriție: calorii 200, grăsimi 12, fibre 0, carbohidrați 3, proteine 21

Chiftele delicioase cu somon

Combinați aceste chiftelute de somon savuroase cu un sos Dijon și bucurați-vă!

Timp de preparare: 10 minute
Timp de preparare: 30 minute
Porții: 4

Ingrediente:
- 2 linguri de unt clarificat
- 2 catei de usturoi, tocati
- 1/3 cană ceapă, tocată
- 1 kilogram de somon sălbatic, dezosat și tocat
- ¼ cană de arpagic tocat
- 1 ou
- 2 linguri muștar de Dijon
- 1 lingura de faina de cocos
- Sare si piper negru dupa gust

Pentru sos:
- 4 catei de usturoi, tocati
- 2 linguri de unt clarificat
- 2 linguri muștar de Dijon

- Sucul și coaja de la 1 lămâie
- 2 cesti de crema de cocos
- 2 linguri de arpagic tocat

Indicatii:
1. Se încălzește o tigaie cu 2 linguri de ghee la foc mediu, se adaugă ceapa și 2 căței de usturoi, se amestecă, se fierbe timp de 3 minute și se transferă într-un castron.
2. Într-un alt castron, amestecați ceapa și usturoiul cu somonul, arpagicul, făina de cocos, sare, piper, 2 linguri de muștar și oul și amestecați bine.
3. Formați chiftele din amestecul de somon, aranjați-le pe o foaie de copt, introduceți-le într-un cuptor la 350°F și coaceți timp de 25 de minute.
4. Intre timp se incinge o tigaie cu 2 linguri de ghee la foc mediu, se adauga 4 catei de usturoi, se amesteca si se fierbe 1 minut.
5. Adăugați crema de cocos, 2 linguri de muștar de Dijon, zeama de lămâie și coaja și arpagicul, amestecați și gătiți timp de 3 minute.
6. Scoateți chiftelele de somon din cuptor, turnați-le în sosul Dijon, aruncați-le, fierbeți 1 minut și luați de pe foc.
7. Împărțiți în boluri și serviți.

Bucurați-vă!

Nutriție: calorii 171, grăsimi 5, fibre 1, carbohidrați 6, proteine 23

Somon Cu Sos de Capere

Acest fel de mâncare este superb și foarte ușor de făcut!

Timp de preparare: 10 minute
Timp de preparare: 20 de minute
Porții: 3

Ingrediente:
- 3 fileuri de somon
- Sare si piper negru dupa gust
- 1 lingura de ulei de masline
- 1 lingura condimente italiene
- 2 linguri de capere
- 3 linguri de suc de lamaie
- 4 catei de usturoi, tocati
- 2 linguri de unt clarificat

Indicatii:
1. Se încălzește o tigaie cu ulei de măsline la foc mediu, se adaugă fileurile de pește cu pielea în sus, se condimentează cu sare, piper și condimente italiene, se gătesc 2 minute, se răstoarnă și se mai gătesc încă 2

minute, se ia de pe foc, se acoperă tigaia, si se lasa deoparte 15 minute.
2. Transferați peștele într-o farfurie și lăsați deoparte.
3. Se încălzește aceeași tigaie la foc mediu, se adaugă caperele, sucul de lămâie și usturoiul, se amestecă și se fierbe timp de 2 minute.
4. Se ia cratita de pe foc, se adauga ghee-ul si se amesteca bine.
5. Întoarceți peștele în tigaie și stropiți-l cu sosul.
6. Împărțiți în farfurii și serviți.

Bucurați-vă!

Nutriție: calorii 245, grăsimi 12, fibre 1, carbohidrați 3, proteine 23

Stridii simple la grătar

Acestea sunt atât de suculente și delicioase!

Timp de preparare: 10 minute
Timp de preparare: 10 minute
Porții: 3

Ingrediente:
- 6 stridii mari, decojite
- 3 catei de usturoi, tocati
- 1 lămâie tăiată felii
- 1 lingura de patrunjel
- Un praf de boia dulce
- 2 linguri de unt clarificat topit

Indicatii:
1. Ungeți fiecare stridie cu ghee topit, pătrunjel, boia de ardei și ghee.
2. Puneți-le pe grătarul preîncălzit la foc mediu-mare și gătiți timp de 8 minute.
3. Serviți-le cu felii de lămâie în lateral.

Bucurați-vă!

Nutriție: calorii 60, grăsimi 1, fibre 0, carbohidrați 0,6, proteine 1

Halibut copt

Acesta este un pește delicios și dacă alegi să-l faci așa, vei ajunge să-l iubești cu adevărat!

Timp de preparare: 10 minute
Timp de preparare: 10 minute
Porții: 4

Ingrediente:

- ½ cană parmezan ras
- ¼ cană unt clarificat
- ¼ cană de maioneză
- 2 linguri ceapa verde, tocata
- 6 catei de usturoi, tocati
- Un strop de sos Tabasco
- 4 file de halibut
- Sare si piper negru dupa gust
- Suc de ½ lămâie

Indicatii:

1. Se condimentează halibutul cu sare, piper și puțin suc de lămâie, se pune într-un vas de friptură și se coace la cuptorul la 450 de grade timp de 6 minute.

2. Intre timp se incinge o tigaie cu ghee la foc mediu, se adauga parmezanul, maioneza, ceapa verde, sosul Tabasco, usturoiul si restul de zeama de lamaie si se amesteca bine.
3. Scoateți peștele din cuptor, stropiți cu sosul parmezan, dați cuptorul la grătar și gătiți peștele timp de 3 minute.
4. Împărțiți în farfurii și serviți.

Bucurați-vă!

Nutriție: calorii 240, grăsimi 12, fibre 1, carbohidrați 5, proteine 23

Somon In Crusta

Crusta este minunata!

Timp de preparare: 10 minute
Timp de preparare: 15 minute
Porții: 4

Ingrediente:
- 3 catei de usturoi, tocati
- 2 kilograme de file de somon
- Sare si piper negru dupa gust
- ½ cană parmezan ras
- ¼ cană pătrunjel tocat

Indicatii:
1. Se pune somonul pe o tava tapetata, se condimenteaza cu sare si piper, se acopera cu hartie de copt, se da la cuptor la 425 de grade si se coace 10 minute.
2. Scoatem pestele din cuptor, presaram parmezanul, patrunjelul si usturoiul peste peste, il dam din nou la cuptor si mai gatim inca 5 minute.
3. Împărțiți în farfurii și serviți.

Bucurați-vă!

Nutriție: calorii 240, grăsimi 12, fibre 1, carbohidrați 0,6, proteine 25

Smântână de somon

Este un fel de mâncare keto perfect pentru o masă de weekend!

Timp de preparare: 10 minute
Timp de preparare: 15 minute
Porții: 4

Ingrediente:

- 4 fileuri de somon
- Un strop de ulei de măsline
- Sare si piper negru dupa gust
- 1/3 cană parmezan, ras
- 1 linguriță și jumătate de muștar
- ½ cană smântână

Indicatii:

1. Se pune somonul pe o tava tapetata, se condimenteaza cu sare si piper si se stropeste cu ulei.
2. Intr-un bol amestecam smantana cu parmezanul, mustarul, sarea si piperul si amestecam bine.
3. Turnați acest amestec de smântână peste somon, puneți-l într-un cuptor la 350 de grade F și coaceți timp de 15 minute.

4. Împărțiți în farfurii și serviți.

Bucurați-vă!

Nutriție:calorii 200, grăsimi 6, fibre 1, carbohidrați 4, proteine 20

Somon la gratar

Acest somon la gratar trebuie servit cu o dip de avocado!

Timp de preparare: 30 minute
Timp de preparare: 10 minute
Porții: 4

Ingrediente:
- 4 fileuri de somon
- 1 lingura de ulei de masline
- Sare si piper negru dupa gust
- 1 lingurita de chimion, macinat
- 1 lingurita de boia dulce
- 1/2 linguriță pudră de chile ancho
- 1 lingurita praf de ceapa

Pentru sos:
- 1 ceapa rosie mica, tocata
- 1 avocado, fără sâmburi, decojit și tocat
- 2 linguri de coriandru tocat
- Suc de 2 lime
- Sare si piper negru dupa gust

Indicatii:
1. Într-un castron, amestecați sare, piper, praf de chili, praf de ceapă, boia de ardei și chimen.
2. Frecați somonul cu acest amestec, stropiți cu ulei și frecați din nou și gătiți pe grătarul preîncălzit timp de 4 minute pe fiecare parte.
3. Între timp, într-un bol, amestecați avocado cu ceapa roșie, sare, piper, coriandru și sucul de lămâie și amestecați.
4. Împărțiți somonul în farfurii și ungeți fiecare file cu salsa de avocado.

Bucurați-vă!

Nutriție: calorii 300, grăsimi 14, fibre 4, carbohidrați 5, proteine 20

Prajituri gustoase cu ton

Trebuie doar să faci aceste prăjituri keto pentru familia ta în seara asta!

Timp de preparare: 10 minute
Timp de preparare: 10 minute
Porții: 12

Ingrediente:

- 15 oz conserve de ton, scurgeți bine și fulgi
- 3 ouă
- ½ linguriță mărar, uscat
- 1 lingurita patrunjel, uscat
- ½ cană ceapă roșie, tocată
- 1 lingurita praf de usturoi
- Sare si piper negru dupa gust
- Prăjiți ulei

Indicatii:

1. Intr-un castron se amesteca tonul cu sare, piper, marar, patrunjel, ceapa, usturoi praf si ouale si se amesteca bine.
2. Modelați-vă prăjiturile și puneți-le pe o farfurie.

3. Se incinge o tigaie cu un strop de ulei la foc mediu-mare, se adauga chiftelele de ton, se fierbe 5 minute pe fiecare parte.
4. Împărțiți în farfurii și serviți.

Bucurați-vă!

Nutriție: calorii 140, grăsimi 2, fibre 1, carbohidrați 0,6, proteine 6

Cod. Foarte gustos

Vă recomandăm să încercați o mâncare de cod keto astăzi!

Timp de preparare: 10 minute
Timp de preparare: 20 de minute
Porții: 4

Ingrediente:
- 1 kilogram de cod, tăiat în bucăți medii
- Sare si piper negru dupa gust
- 2 cepe verde, tocate
- 3 catei de usturoi, tocati
- 3 linguri de sos de soia
- 1 cană bulion de pește
- 1 lingura de otet balsamic
- 1 lingura de ghimbir, ras
- ½ linguriță de ardei roșu măcinat

Indicatii:
1. Se incinge o tigaie la foc mediu-mare, se adauga bucatile de peste si se rumenesc cateva minute pe fiecare parte.

2. Adăugați usturoiul, ceapa verde, sare, piper, sosul de soia, supa de pește, oțetul, ardeiul iute și ghimbirul, amestecați, acoperiți, reduceți focul și gătiți timp de 20 de minute.
3. Împărțiți în farfurii și serviți.

Bucurați-vă!

Nutriție: calorii 154, grăsimi 3, fibre 0,5, carbohidrați 4, proteine 24

Biban de mare gustos cu capere

Este un fel de mâncare foarte gustos și ușor de făcut acasă când ești la dietă keto!

Timp de preparare: 10 minute
Timp de preparare: 15 minute
Porții: 4

Ingrediente:

- 1 lămâie, feliată
- 1 kg file de biban de mare
- 2 linguri de capere
- 2 linguri de marar
- Sare si piper negru dupa gust

Indicatii:

1. Puneți fileul de biban într-o tavă de copt, asezonați cu sare și piper, adăugați deasupra caperele, mărarul și feliile de lămâie.
2. Puneți la cuptorul la 350 de grade F și coaceți timp de 15 minute.
3. Împărțiți în farfurii și serviți.

Bucurați-vă!

Nutriție: calorii 150, grăsimi 3, fibre 2, carbohidrați 0,7, proteine 5

Cod cu rachetă

Este o masă ceto grozavă care va fi gata de servit în cel mai scurt timp!

Timp de preparare: 10 minute
Timp de preparare: 20 de minute
Porții: 2

Ingrediente:

- 2 file de cod
- 1 lingura de ulei de masline
- Sare si piper negru dupa gust
- Suc de 1 lămâie
- 3 căni de ruchetă
- ½ cană măsline negre, fără sâmburi și feliate
- 2 linguri de capere
- 1 catel de usturoi tocat

Indicatii:

1. Aranjați fileurile de pește într-o tavă de copt, asezonați cu sare, piper, un strop de ulei și zeama de lămâie, amestecați, dați la cuptor la 450 de grade și coaceți timp de 20 de minute.

2. În robotul de bucătărie, amestecați rucola cu sarea, piperul, caperele, măslinele și usturoiul și amestecați puțin.
3. Aranjați peștele pe farfurii, ornați cu tapenadă de rucola și serviți.

Bucurați-vă!

Nutriție: calorii 240, grăsimi 5, fibre 3, carbohidrați 3, proteine 10

Halibut Și Legume Prăjite

O să-ți placă această idee minunată keto!

Timp de preparare: 10 minute
Timp de gătire: 35 minute
Porții: 2

Ingrediente:

- 1 ardei gras rosu, tocat grosier
- 1 ardei gras galben, tocat grosier
- 1 lingurita de otet balsamic
- 1 lingura de ulei de masline
- 2 fileuri de halibut
- 2 căni de baby spanac
- Sare si piper negru dupa gust
- 1 lingurita de chimen

Indicatii:

1. Într-un castron amestecați ardeii cu sare, piper, jumătate din ulei și oțet, amestecați pentru a se îmbrăca bine și transferați într-o tavă de copt.
2. Puneți la cuptorul la 400°F și coaceți timp de 20 de minute.

3. Se încălzeşte o tigaie cu restul de ulei la foc mediu, se adaugă peştele, se condimentează cu sare, piper şi chimen şi se rumeneşte pe toate părţile.
4. Scoateţi vasul din cuptor, adăugaţi spanacul, amestecaţi uşor şi împărţiţi întregul amestec între farfurii.
5. Adaugam pestele in parte, presaram sare si piper si servim.

Bucuraţi-vă!

Nutriţie: calorii 230, grăsimi 12, fibre 1, carbohidraţi 4, proteine 9

Curry de pește gustos

Ați încercat vreodată un curry ketogenic? Atunci ar trebui să fii foarte atent după aceea!

Timp de preparare: 10 minute
Timp de gătire: 25 minute
Porții: 4

Ingrediente:
- 4 fileuri de peste alb
- ½ linguriță de semințe de muștar
- Sare si piper negru dupa gust
- 2 ardei iute verzi, tocati
- 1 lingurita de ghimbir, ras
- 1 lingurita praf de curry
- ¼ linguriță de chimen, măcinat
- 4 linguri de ulei de cocos
- 1 ceapa rosie mica, tocata
- 1 inch rădăcină de turmeric, rasă
- ¼ cană coriandru
- 1 1/2 cani de crema de cocos
- 3 catei de usturoi, tocati

Indicatii:

1. Se incinge o oala cu jumatate din ulei de cocos la foc mediu, se adauga semintele de mustar si se fierbe 2 minute.
2. Adăugați ghimbirul, ceapa și usturoiul, amestecați și gătiți timp de 5 minute.
3. Adăugați turmericul, pudra de curry, ardeiul iute și chimenul, amestecați și gătiți încă 5 minute.
4. Adăugați laptele de cocos, sare și piper, amestecați, aduceți la fiert și gătiți timp de 15 minute.
5. Se încălzește o altă tigaie cu restul de ulei la foc mediu, se adaugă peștele, se amestecă și se fierbe timp de 3 minute.
6. Adăugați asta în sosul de curry, amestecați și gătiți încă 5 minute.
7. Adăugați coriandru, amestecați, împărțiți în boluri și serviți.

Bucurați-vă!

Nutriție: calorii 500, grăsimi 34, fibre 7, carbohidrați 6, proteine 44

Creveți delicioși

Este o idee ușoară și gustoasă pentru cină!

Timp de preparare: 10 minute
Timp de preparare: 10 minute
Porții: 4

Ingrediente:
- 2 linguri de ulei de măsline
- 1 lingura de unt clarificat
- 1 kilogram de creveți, curățați și curățați
- 2 linguri de suc de lamaie
- 2 linguri de usturoi, tocat
- 1 lingura de coaja de lamaie
- Sare si piper negru dupa gust

Indicatii:
1. Se încălzește o tigaie cu ulei și ghee la foc mediu-mare, se adaugă creveții și se fierbe timp de 2 minute.
2. Adăugați usturoiul, amestecați și gătiți încă 4 minute.
3. Adăugați sucul de lămâie, coaja de lămâie, sare și piper, amestecați, luați de pe foc și serviți.

Bucurați-vă!

Nutriție: calorii 149, grăsimi 1, fibre 3, carbohidrați 1, proteine 6

Barramundi prăjit

Acesta este un fel de mâncare extraordinar!

Timp de preparare: 10 minute
Timp de gătire: 12 minute
Porții: 4

Ingrediente:

- 2 file de barramundi
- 2 lingurite de ulei de masline
- 2 lingurite condimente italiene
- ¼ cană măsline verzi, fără sâmburi și tocate
- ¼ cana rosii cherry, tocate
- ¼ cană măsline negre, tocate
- 1 lingura de coaja de lamaie
- 2 linguri coaja de lamaie
- Sare si piper negru dupa gust
- 2 linguri de patrunjel tocat
- 1 lingura de ulei de masline

Indicatii:

1. Frecați peștele cu sare, piper, condimente italiene și 2 lingurițe de ulei de măsline, transferați-l într-o tigaie și lăsați deoparte pentru moment.
2. Între timp, într-un bol, amestecați roșiile cu toate măslinele, sare, piper, coaja de lămâie și zeama de lămâie, pătrunjelul și 1 lingură de ulei și căleți totul bine.
3. Puneți peștele într-un cuptor la 400°F și coaceți timp de 12 minute.
4. Împărțiți peștele în farfurii, decorați cu sos de roșii și serviți.

Bucurați-vă!

Nutriție: calorii 150, grăsimi 4, fibre 2, carbohidrați 1, proteine 10

Creveți de cocos

Trebuie neapărat să încercați acest preparat simplu, colorat și foarte gustos!

Timp de preparare: 10 minute
Timp de gătire: 13 minute
Porții: 4

Ingrediente:

- 1 kilogram de creveți, curățați și curățați
- Sare si piper negru dupa gust
- 4 roșii cherry, tocate
- 2 căni de mazăre snap cu zahăr, feliată pe lungime
- 1 ardei rosu, feliat
- 1 lingura de ulei de masline
- ½ cană coriandru tocat
- 1 lingura de usturoi, tocat
- ½ cană ceapă verde, tocată
- ½ linguriță fulgi de chili
- 10 oz de lapte de cocos
- 2 linguri de suc de lamaie

Indicatii:

1. Se incinge o tigaie cu ulei la foc mediu-mare, se adauga mazarea si se caleste 2 minute.
2. Adăugați piper și gătiți încă 3 minute.
3. Adăugați coriandru, usturoi, ceapa verde și fulgi de ardei, amestecați și gătiți timp de 1 minut.
4. Adăugați roșiile și laptele de cocos, amestecați și fierbeți timp de 5 minute.
5. Adăugați creveții și sucul de lămâie, amestecați și gătiți timp de 3 minute.
6. Se condimentează cu sare și piper, se amestecă și se servește fierbinte.

Bucurați-vă!

Nutriție: calorii 150, grăsimi 3, fibre 3, carbohidrați 1, proteine 7

Salată De Creveți și Fidea

Acest fel de mâncare în stil thailandez este atât de gustos!

Timp de preparare: 10 minute
Timp de preparare: 0 minute
Porții: 4

Ingrediente:

- 1 castravete, tăiat cu un spiralizator
- ½ cană busuioc tocat
- 1/2 lb de creveți, deja gătiți, curățați și decojiți
- Sare si piper negru dupa gust
- 1 lingura de stevia
- 2 lingurite sos de peste
- 2 linguri de suc de lamaie
- 2 lingurite sos de usturoi picant

Indicatii:

1. Puneți tăițeii de castraveți pe un prosop de hârtie, acoperiți cu altul și apăsați bine.
2. Se pune intr-un bol si se amesteca cu busuioc, creveti, sare si piper.

3. Într-un alt bol, amestecați stevia cu sosul de pește, sucul de lămâie și sosul chili și amestecați bine.
4. Adăugați-l în salata de creveți, amestecați pentru a se acoperi bine și serviți.

Bucurați-vă!

Nutriție: calorii 130, grăsimi 2, fibre 3, carbohidrați 1, proteine 6

Mahi Mahi Prăjit și Salsa

Puteți încerca un fel de mâncare keto mediteranean uimitor astăzi!

Timp de preparare: 10 minute
Timp de gătire: 16 minute
Porții: 2

Ingrediente:

- 2 file de mahi-mahi
- ½ cană ceapă galbenă, tocată
- 4 lingurite de ulei de masline
- 1 lingurita condiment grecesc
- 1 lingurita de usturoi, tocat
- 1 ardei verde, tocat
- ½ cană sos de roșii la conserva
- 2 linguri de măsline Kalamata, fără sâmburi și tocate
- ¼ cană supă de pui
- Sare si piper negru dupa gust
- 2 linguri de branza feta, maruntita

Indicatii:

1. Se incinge o tigaie cu 2 lingurite de ulei la foc mediu, se adauga ardeiul gras si ceapa, se amesteca si se fierbe 3 minute.
2. Adăugați condimentele grecești și usturoiul, amestecați și gătiți încă 1 minut.
3. Adăugați bulionul, măslinele și sosul, amestecați din nou și gătiți până când amestecul se îngroașă, 5 minute.
4. Transferați într-un castron și lăsați deoparte deocamdată.
5. Incingeti din nou tigaia cu restul de ulei la foc mediu, adaugati pestele, asezonati cu sare si piper si gatiti 2 minute.
6. Întoarceți, gătiți încă 2 minute și transferați într-o tavă de copt.
7. Se toarnă sosul peste pește, se da la cuptor și se coace la 425 de grade timp de 6 minute.
8. Se presară feta și se servește fierbinte.

Bucurați-vă!

Nutriție: calorii 200, grăsimi 5, fibre 2, carbohidrați 2, proteine 7

Creveți picante

Ar trebui să te gândești să faci asta pentru cină în seara asta!

Timp de preparare: 10 minute
Timp de gătire: 8 minute
Porții: 2

Ingrediente:

- 1/2 lb de creveți mari, decojiți și curățați
- 2 lingurite sos Worcestershire
- 2 lingurite de ulei de masline
- Suc de 1 lămâie
- Sare si piper negru dupa gust
- 1 lingurita condimente creole

Indicatii:

1. Aranjați creveții într-un strat într-o tavă de copt, asezonați cu sare și piper și un strop de ulei.
2. Adăugați sos Worcestershire, suc de lămâie și stropiți cu condimente creole.
3. Se calesc putin crevetii, se dau la cuptor, se pun pe gratar si se fierbe 8 minute.
4. Împărțiți în 2 farfurii și serviți.

Bucurați-vă!

Nutriție: calorii 120, grăsimi 3, fibre 1, carbohidrați 2, proteine 6

Pui italian delicios

Ar trebui să vă gândiți să încercați acest fel de mâncare italian keto cât mai curând posibil!

Timp de preparare: 10 minute
Timp de gătire: 1 oră
Porții: 6

Ingrediente:

- 8 uncii de ciuperci, tocate
- 1 kilogram de cârnați italian, tocat
- 2 linguri de ulei de avocado
- 6 ardei cireși, tocați
- 1 ardei rosu, tocat
- 1 ceapa rosie, taiata felii
- 2 linguri de usturoi, tocat
- 2 căni de roșii cherry, tăiate la jumătate
- 4 pulpe de pui
- Sare si piper negru dupa gust
- ½ cană supă de pui
- 1 lingura de otet balsamic
- 2 lingurite de oregano uscat
- Nişte pătrunjel tocat de servit

Indicatii:

1. Se incinge o tigaie cu jumatate din ulei la foc mediu, se adauga carnatii, se amesteca, se rumenesc cateva minute si se transfera pe o farfurie.
2. Incingeti din nou tigaia cu restul de ulei la foc mediu, adaugati pulpele de pui, asezonati cu sare si piper, gatiti 3 minute pe fiecare parte si transferati pe un platou.
3. Se încălzește din nou tigaia la foc mediu, se adaugă ardeii, ciupercile, ceapa și ardeiul gras, se amestecă și se fierbe timp de 4 minute.
4. Adăugați usturoiul, amestecați și gătiți timp de 2 minute.
5. Adăugați bulion, oțet, sare, piper, oregano și roșii cherry și amestecați.
6. Adăugați bucățile de pui și bucățile de cârnați, amestecați ușor, transferați la cuptorul la 400 de grade și coaceți timp de 30 de minute.
7. Se presara patrunjel, se imparte in farfurii si se serveste.

Bucurați-vă!

Nutriție: calorii 340, grăsimi 33, fibre 3, carbohidrați 4, proteine 20

Caserolă de pui

Acesta ar putea fi prânzul tău de astăzi!

Timp de preparare: 10 minute
Timp de gătire: 40 de minute
Porții: 8

Ingrediente:

- 1,5 kg piept de pui, fara piele, dezosat si cubulete
- Sare si piper negru dupa gust
- 1 ou
- 1 cană de făină de migdale
- ¼ cană parmezan, ras
- ½ linguriță de usturoi pudră
- 1 lingurita si jumatate patrunjel uscat
- ½ lingurita busuioc uscat
- 4 linguri de ulei de avocado
- 4 căni de dovleac spaghetti, deja fierte
- 6 uncii de mozzarella, mărunțită
- 1 1/2 cani de sos keto marinara
- Busuioc proaspăt, tocat pentru servire

Indicatii:
1. Într-un castron, amestecați făina de migdale cu parmul, sare, piper, praf de usturoi și 1 linguriță de pătrunjel și amestecați.
2. Într-un alt castron, bate oul cu un praf de sare și piper.
3. Înmuiați puiul în ou și apoi în amestecul de făină de migdale.
4. Se încălzește o tigaie cu 3 linguri de ulei la foc mediu-mare, se adaugă puiul, se fierbe până se rumenește pe ambele părți și se transferă pe prosoape de hârtie.
5. Într-un bol, amestecați spaghetele de dovleac cu sare, piper, busuioc uscat, 1 lingură de ulei și restul de pătrunjel și amestecați.
6. Se intinde intr-o tava de copt, se adauga bucatile de pui si apoi sosul marinara.
7. Acoperiți cu mozzarella mărunțită, introduceți-l în cuptor la 375°F și coaceți timp de 30 de minute.
8. La final se presara busuioc proaspat, se lasa cratita deoparte sa se raceasca putin, se imparte in farfurii si se serveste.

Bucurați-vă!

Nutriție: calorii 300, grăsimi 6, fibre 3, carbohidrați 5, proteine 28

Ardei Umpluti Cu Pui

Acestea vă vor uimi cu adevărat oaspeții!

Timp de preparare: 10 minute
Timp de gătire: 40 de minute
Porții: 3

Ingrediente:

- 2 căni de buchețe de conopidă
- Sare si piper negru dupa gust
- 1 ceapa galbena mica, tocata
- 2 piept de pui, fara piele, dezosat, fiert si tocat
- 2 linguri condimente fajita
- 1 lingura de unt clarificat
- 6 ardei, blatul tăiat și semințele îndepărtate
- 2/3 cană apă

Indicatii:

1. Pune buchetele de conopida in robotul tau de bucatarie, adauga un praf de sare si piper, amesteca bine si transfera intr-un bol.
2. Se încălzește o tigaie cu ghee la foc mediu, se adaugă ceapa, se amestecă și se fierbe timp de 2 minute.

3. Adăugați conopida, amestecați și gătiți încă 3 minute.
4. Adăugați condimentele, sare, piper, apă și pui, amestecați și gătiți timp de 2 minute.
5. Așezați ardeii pe o foaie de copt tapetată, umpleți fiecare cu amestecul de pui, puneți la cuptorul la 350 de grade F și coaceți timp de 30 de minute.
6. Împărțiți-le în farfurii și serviți.

Bucurați-vă!

Nutriție: calorii 200, grăsimi 6, fibre 3, carbohidrați 6, proteine 14

Pui cremos

Acesta este un preparat cu pui cu adevărat cremos și delicios!

Timp de preparare: 10 minute
Timp de gătire: 1 oră
Porții: 4

Ingrediente:
- 4 piept de pui, fara piele si dezosat
- ½ cană de maioneză
- ½ cană smântână
- Sare si piper negru dupa gust
- ¾ cană parmezan, ras
- Spray de gatit
- 8 felii de mozzarella
- 1 lingurita praf de usturoi

Indicatii:
1. Pulverizati o tava de copt, asezati pe ea pieptul de pui si acoperiti fiecare bucata cu 2 felii de mozzarella.
2. Într-un castron, amestecați parmul cu sarea, piperul, maioneza, praful de usturoi și smântâna și amestecați bine.

3. Întindeți-o peste pui, puneți vasul într-un cuptor la 375 de grade F și coaceți timp de 1 oră.
4. Împărțiți în farfurii și serviți.

Bucurați-vă!

Nutriție: calorii 240, grăsimi 4, fibre 3, carbohidrați 6, proteine 20

Caserolă de pui diferită

Chiar trebuie să faci asta în seara asta!

Timp de preparare: 10 minute
Timp de gătire: 45 de minute
Porții: 4

Ingrediente:

- 3 căni de brânză cheddar, rasă
- 10 oz de buchețe de broccoli
- 3 piept de pui, fara piele, dezosat, fiert si taiat cubulete
- 1 cană de maioneză
- 1 lingura ulei de cocos, topit
- 1/3 cană supă de pui
- Sare si piper negru dupa gust
- Suc de 1 lămâie

Indicatii:

1. Se unge o tava cu ulei si se aranjeaza bucatile de pui pe fund.
2. Distribuiți buchețelele de broccoli și apoi jumătate din brânză.

3. Într-un castron, amestecați maioneza cu bulion, sare, piper și sucul de lămâie.
4. Se toarnă asta peste pui, se presară deasupra restul de brânză, se acoperă vasul cu folie și se coace la 350 de grade timp de 30 de minute.
5. Scoateți folia și coaceți încă 20 de minute.
6. Se serveste fierbinte.

Bucurați-vă!

Nutriție: calorii 250, grăsimi 5, fibre 4, carbohidrați 6, proteine 25

Supă cremoasă de pui

Gustul este atât de uimitor!

Timp de preparare: 10 minute
Timp de preparare: 20 de minute
Porții: 4

Ingrediente:
- 3 linguri de unt clarificat
- 4 oz cremă de brânză
- 2 cani de carne de pui, fiarta si tocata
- 1/3 cană sos roșu
- 4 căni de supă de pui
- Sare si piper negru dupa gust
- ½ cană smântână
- ¼ cană țelină tocată

Indicatii:
1. În blender, amestecați bulionul cu sosul roșu, cremă de brânză, ghee, sare, piper și smântână și amestecați bine.
2. Transferați-l într-o oală, încălziți la foc mediu și adăugați țelina și puiul.

3. Se amestecă, se fierbe câteva minute, se împarte în boluri şi se serveşte.

Bucuraţi-vă!

Nutriţie: calorii 400, grăsimi 23, fibre 5, carbohidraţi 5, proteine 30

www.ingramcontent.com/pod-product-compliance
Lightning Source LLC
Chambersburg PA
CBHW070416120526
44590CB00014B/1422